U0066787

文經社

現代中醫系列

30003

咳喘中醫大全

醫學博士吳建勳◎著

文經社
Taiwan

推薦序—實用的咳喘診療書

張步桃

根據美國某醫學中心多年研究統計結果顯示，認為人類咳嗽之主因80%由腸胃消化系統所引起，僅有20%係由抽菸直接刺激呼吸管道所致云云。當媒體披露出一訊息時，不禁令人莞爾。蓋早在《黃帝內經》時代即深刻體認：五臟六腑皆令人咳喘；所謂「聚於胃，關於肺」；又所謂「胃濁脾溼嗽痰本」，意即指胃濁脾溼乃咳嗽，痰飲之大本營。尤其是後漢張機仲景之《傷寒論》、《金匱要略》更詳盡敘述咳嗽、氣喘之病因、病理、病機及治則，不僅留下珍貴的寶藏，更為人類解除肉體之病痛，而被後世尊稱為「醫聖」。

建勳道長，勤奮好學、勤永古訓，博采眾方，甫於二〇〇三年九月十二日榮獲美國環城大學醫學博士學位，往昔擅長針灸、推拿，旁涉其他醫術，輒有奇效，皆已分別彙集成冊、付梓問世，甚受讀者喜愛及好評。復經常應邀電台（視）講授養生保健問題，引起廣大迴響。今又廣為蒐羅止嗽方法，內容精彩豐富，名為《咳喘中醫大全》，其具有實用價值，符合本人多年所推廣「簡便奏效」之原則，刊布之際，索序於余，本人樂為推荐。是為序。

自序一五臟六腑皆會令人咳

吳建勳

拙作《全方位止咳妙方》（實用版）在文經社出版之後，一年再版九刷，海內外讀者眾多，我的辦公室不斷接到電話詢問，或是親自登門來訪。有讀者諮詢關切的是自己或親友的咳嗽問題，也有人說此書很快便解除他的久年咳，神效令他驚奇。

咳嗽看似小毛病，但在日常生活中，卻是十分令人苦惱。尤其是近年在SARS、禽流感陰影籠罩下，一個小小的咳嗽，可能就會咳出了千萬個細菌與病毒，影響他人健康與公共衛生，有時在公共場合中只要出現咳嗽聲，大家便心驚膽顫、人人自危；如何將咳嗽宿疾徹底根治，成為許多人迫切的需要。

但是咳嗽的成因與症狀千百種，每一種都必須對症下藥，才能治療。而大部分的咳嗽患者，都迫切希望有好而合適的止咳方法或知識，能讓他們有更明確的方向和方法，來處理惱人的咳嗽，可是市面上許多探討中醫止咳的書籍或文章，難免太過專業深奧或零散，非一般讀者或初學中醫者所能讀懂，或立即實用到自己身上。

有鑑於此，我決定寫作一本比《全方位止咳妙方》更完善，內容更深入淺出、易懂易讀的中醫止咳百科，以期能讓醫道同業和為咳嗽所苦的讀者，提供最佳的處理或治療方式。我除了所知所學、中西醫書所見、臨床經驗外，並請教許多學有專精、德高望重的先進與前輩的意見及經驗，如：我的老師國醫張步桃先生。同時，搜羅參考許多兩岸三地的中醫書籍、學術研討會專題等等，綜而合之，梳理總綰，希望能以最完整且較通俗的書寫方式，來呈現中醫止咳的智慧經驗。

在寫作這本《咳喘中醫大全》期間，我還發現了一個前人較沒有注意到的問題，那就是「五臟六腑皆會令人咳」的概念與治法。這個發現讓我非常高興，它證明了咳嗽不僅僅是肺部或呼吸道的問題，其他的內臟若是有異狀，一樣會引發咳嗽，如果沒有找出生病的臟腑，而僅就咳嗽症狀治標的話，不但咳症難以痊癒，受損臟腑的病情也會更加嚴重。

這個臨床智慧遠在二千多年前的《黃帝內經》裡，就已詳述各個臟腑咳症的症狀及治療辦法，可見我們的老祖先的醫療思想是多麼先進與了不起。這樣的成就令我景仰、欽佩，同時也讓我更加虛心鑽研這些博大精深的千年中醫智慧。

這本《咳喘中醫大全》承蒙文經社許為「大全」，實在不敢當，因為我認為仍有許多前輩或高人的治咳智慧尚未納入，希望各界不吝指教，一起對付頑強的咳嗽，那將是讀者之福！

#《咳喘中醫大全》目次

第五章 天然食療止咳法

第六章　自然止咳療法

第一章

咳喘的基本觀念

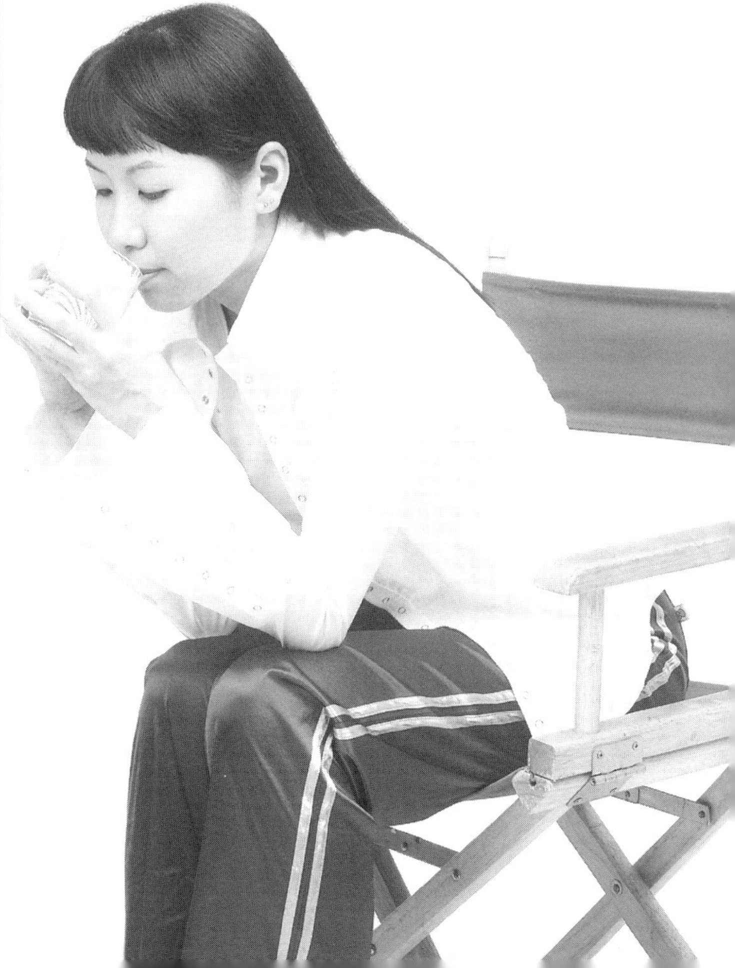

1 咳喘的原因

從生理學的角度來看，咳嗽是一種人體的自我防衛機轉，它能把呼吸道內的痰液、異物、細菌與病毒排出，從而保持呼吸道的清潔和通暢，有利於身體維持健康，所以咳嗽對人體而言是一個相當重要的淨化機轉。

因此，偶發的輕微咳嗽會隨著痰液的排除而逐漸緩解，不必著急和盲目使用止咳藥。但較頻繁和劇烈且會影響人們的工作、生活和學習的咳嗽，以及咳嗽次數、程度或時段與以前不一樣，痰中帶血，持續性沙啞，而且咳嗽已超過二星期以上，就應該迅速就醫，以期對症下藥來止咳化痰。

研究顯示咳嗽發生的原因有很多，常見的至少數十種，而總數則可能超過一百種以上，最主要的原因是因為人體呼吸器官相關的組織，如：鼻竇、咽喉、氣管、肺部、橫膈膜、耳膜……等受到刺激就會引起咳嗽。換句話說，凡是會影響或刺激這些器官組織的疾病及狀況，如：感冒、哮喘、肺炎、肺結核、吸入刺激性氣體（香菸、油煙、油漆、化學物品等）、溫度冷熱變化過大、氣候太乾燥、吸入過敏原（花粉、灰塵、塵蟎等）、腫瘤、胃部的病變、情緒起伏過強……等，都會引起咳嗽。

因此，許多不明原因的咳嗽有時很難找到真正的答案，使得醫師與病患都感到相當困擾，醫師為了尋找咳嗽發生的原因，通常會反覆檢查該病患的病史、相關物理診斷、胸部X光與副鼻竇照像、皮膚過敏試驗、支氣管藥物激發試驗、上消化道照像……等等，但這些醫學檢查卻還不一定都能找出病因，而這正是許多咳嗽病症無法根治的主因。

2 咳喘時忌吃的食物

清代名醫魏荔彤曰：「咳嗽者，有飲冷而咳嗽者，有因外感風寒而咳嗽者，所謂形寒飲冷則傷肺也。」此話道盡過量食用寒性食物會導致咳嗽的產生，進而使呼吸系統受到損傷。同樣地，過於燥熱的食物也會傷害呼吸道，造成咳嗽。

由於寒性食物會使血管或器官收縮，影響血管循環及內臟功能；冰冷的食物可能會刺激氣管與黏膜，產生咳嗽、打噴嚏、流鼻水不止的現象；燥熱的食物則會消耗呼吸道黏膜組織的分泌，使得管道乾枯，因而產生咳嗽；而高熱量食物可能會增加體內的發炎物質，一旦出現過敏反應時，易產生較嚴重的症狀。

所以，如果在感冒期間或咳嗽初起時，千萬不可吃到「太寒冷」或「太燥熱」的食物，如：橘子、綠豆湯、葡萄柚、西瓜、香瓜、椰子汁、冰淇淋、冷飲、辣椒、胡椒、烤炸物、油膩的食品等，否則會使咳嗽更難痊癒。

此外，氣管最怕「煙」了，當聞到煙味、空氣污染等，我們的喉間馬上會癢癢的，並以咳嗽來試圖清除，君不見許多火災中喪生的都是被煙「嗆死」的居多，真正被火燒死的反而比較少。因此，平常最好不要抽菸或吸入二手菸，並注意廚房的排煙順暢，及四周環境的空氣品質，以免咳個不停。

3 容易引發咳喘的時間

一般而言，會咳嗽的人只要聞到刺激性物品，或吃到不對的食物，以及再度受到風寒，都會馬上咳嗽。不過，大家也會有這樣的經驗：有時雖沒做什麼事，並沒有出門，也沒有食用刺激性食物，但依然有可能二十四小時都在咳。

不過在非正式統計之下，病人往往會在「半夜」咳得較厲害，尤其小朋友們最常見。這可能是由於半夜三點至五點為「肺部經絡」循環的主要時間，也就是說這兩小時是我們身體的呼吸系統（肺部、氣管、支氣管、咽喉及皮膚等）在「微調更新」的時間，倘若受了風寒，肺部就無法百分之百調校平衡，此時往往就會咳得更劇烈，令人不得安寧。

第二章 中醫理論中的咳喘

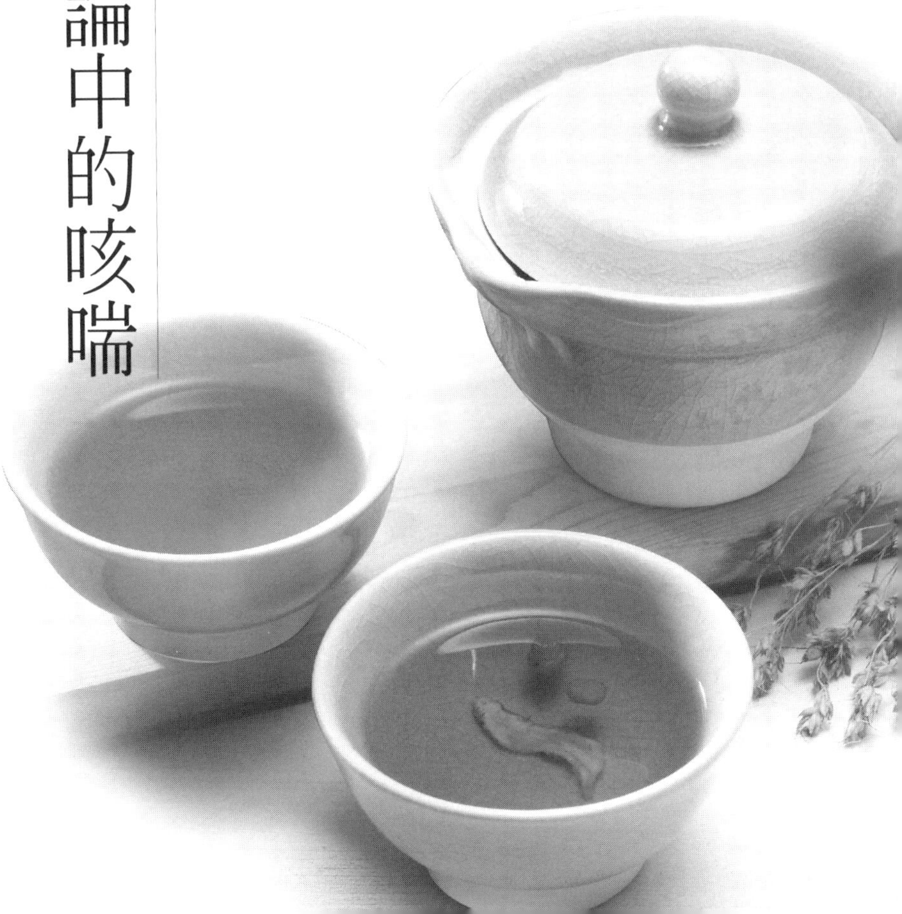

1 咳症

中醫依咳嗽的原因將咳嗽分作外感咳嗽和內傷咳嗽兩大類，外感咳嗽的成因主要是感冒、風寒所引起，而內傷咳嗽則是因體內的臟器受損傷而造成的咳嗽。此外，如果依外觀症狀來看，則可簡單分為寒咳、熱咳、燥咳、陰虛咳嗽、陽虛咳嗽五種；其中，寒咳、熱咳和燥咳屬於外感咳嗽，而陰虛咳嗽和陽虛咳嗽則為內傷咳嗽。

(1) 寒咳（咳嗽清痰）

寒咳常見的症狀為咳嗽、鼻塞、流清涕、惡寒或發熱無汗、頭痛、身痛、脈浮緊、舌苔為薄白色。寒咳所咳出來的痰一般多為稀稀薄薄的，且顏色較白較清，如泡沫狀或是蛋白狀。這類病人通常會覺得好像口水很多，嘴唇的顏色也傾向蒼白，較怕冷，有時會流鼻水、胸背發冷、食慾不振。寒咳的現代醫學病名可能是急性支氣管炎、肺氣腫、支氣管擴張症、流行性感冒等疾病。用中藥材宜取「溫性藥」來祛痰止咳，例如使用「小青龍湯」或「杏蘇散」為基礎，以宣肺化飲、溫中祛寒。

(2)熱咳（咳嗽痰稠）

熱咳常見症狀為發熱、惡風、口燥、咽乾、舌紅苔黃、脈浮滑，而痰的顏色較黃且濃稠，嘴唇顏色偏紅，尿液顏色深黃且較少，也比較容易便秘或流鼻血。熱咳現代醫學病名可能是急慢性支氣管炎、急慢性咽炎、急慢性喉炎、肺膿瘍、支氣管擴張症、流行性感冒等症。用藥宜取「寒性藥」來平衡，例如選擇「麻杏石甘湯」或「桑菊飲」為基礎來解熱止咳。

(3)燥咳（乾咳無痰或痰中帶血絲）

燥咳常見症狀為乾咳、容易喉癢、舌紅苔黃燥、咽乾、口渴、痰少而黏或痰中帶血絲、脈數或兼臉紅心煩、便祕、小便赤澀，多屬燥邪。燥咳現代醫學病名可能是急慢性支氣管炎、肺結核、肺炎等症。此症宜使用滋潤藥，例如用「清燥救肺湯」或「麥門冬湯」來清肺潤燥止咳。

(4)陰虛咳嗽

陰虛咳嗽的症狀有：咽喉乾痛、聲啞、便祕、脈多弦細數、舌紅無苔、痰膠黏且常想吐出來，或濃痰中帶血，厲害者會一陣一陣地發燒，嘴巴覺得苦苦的、夜間盜汗。現代醫學病名可能是急慢性支氣管炎、咽喉炎、鼻咽炎等症。一般常用「普濟消毒飲」來滋陰清肺。

(5) 陽虛咳嗽

陽虛咳嗽的症狀包括：咳嗽、呼吸急促、痰多而稀，且伴有嘔吐寒沫、面色痿黃、少氣、惡寒、脈沉弱，常兼有大便溏泄、嗜臥欲躺。現代醫學病名可能是慢性支氣管炎、肺氣腫、久咳、氣喘等症。常用「參苓白朮散」來溫肺補脾。

以上幾種中醫咳症，除了可用文中所提的「正方」應用治療之外，中醫師常會再加單味藥來加強療效，譬如：病毒頑強則加連翹、魚腥草來清熱解毒，痰濃稠的可加冬瓜子、桑白皮來化痰等等。

2 痰症

中醫學上的「痰」有兩種定義，狹義的「痰」僅指咽喉所咳出的痰液，而廣義的「痰」則泛指痰留在體內的經絡、四肢、臟腑等，產生不同的病況，如：痰滯留在經絡則變成瘰癧、痰咳；滯留在四肢則引發四肢麻木；滯留在肺則成咳喘；滯留在胃則成惡心欲嘔；滯留在頭部則成眩暈；滯留在心則成心悸或神志不清等症狀，故中醫有云：「痰為百病之源。」中醫學說中的「痰症」可以分為許多種，其表現各有不同，茲分述如下。

(1) 濕痰

中醫所謂的濕痰，通常會出現咳嗽、痰多色白、舌苔厚膩、胸悶、四肢困倦等症狀，常見於西醫的慢性呼吸道炎症、急性支氣管炎等呼吸道疾病，施治的原則宜採「燥濕化痰」，適用處方為「二陳湯加平胃散」。

(2) 寒痰

寒痰會有咳嗽、痰色白而清稀、舌苔白潤、脈弦、形寒、肢冷等症狀，一般常見於西醫的慢性呼吸道炎症、急性支氣管炎，施治原則宜採「溫肺化痰」，適用處方為「小青龍湯」。

(3) 熱痰

熱痰的症狀有：咳嗽氣急、痰黃而稠或痰色雖白但黏著難出、舌紅口乾、脈滑數、發燒、胸痛等。熱痰可分兩種，一為痰火，乃痰熱內蘊化火反覆發作；一為燥痰，乃熱痰其量少且黏而難出，或痰中帶有血絲、唇舌咽喉乾燥。熱痰常見於西醫的急性呼吸道炎症或慢性呼吸道炎症急性發作，施治宜「清熱解毒」為原則，適用處方為「銀翹散加桑菊飲」。

(4) 風痰

風痰出現有突然跌倒、昏迷、口吐白沫、抽搐反覆發作等症狀，常見於西醫的癲癇、口喎眼斜、舌強語蹇、小兒驚厥、急性支氣管炎等，施治原則宜採「祛風痰」，適用處方為「定癇丸」、「牽正散」，可加上祛風痰單味藥如：僵蠶、半夏、竹瀝、薑汁等。

(5) 痰濁上擾

痰濁上擾會出現的症狀有：頭昏、頭脹重、胸悶、惡心、失眠、無食欲、舌苔白膩或黃膩、脈滑或弦滑等，嚴重時還會劇烈眩暈、無法視物、不能起坐行走，通常是因高血壓、梅尼爾氏症、小腦或腦幹血管病變，施治原則宜採「健脾化痰兼平息肝風」，適用處方為「半夏白朮天麻湯」、「黃連溫膽湯」等。

(6) 痰迷心竅

痰迷心竅（痰濁蒙蔽心包）的症狀有：舌苔厚膩、脈滑、發燒、神志昏迷或精神錯亂等，常見於中風、外感風寒、精神病（痴、癲、狂躁）等，施治原則宜用「豁痰開竅」，適用處方為「至寶丹」、「蘇合香丸」，加上開竅化痰單味藥如：遠志、半夏、菖蒲等。

(7) 痰留經絡

痰留經絡出現有舌苔白膩、脈滑、身體外表可摸到腫塊，常見於痰核（無名腫塊，即濕痰流聚於皮下，身體各部位發生有大小不等、多少不一之結塊。本症不紅不熱、不硬不痛，如同果核般軟滑，推之不移，一般不會化膿潰破）、癭瘤（甲狀腺腫瘤）、瘰癧（頭頸部淋巴結的慢性感染病）等症，施治宜以「消痰軟堅」為原則，適用處方為「夏枯草膏」、「內消瘰癧丸」等。

(8) 痰留四肢及痰留胸脅

痰留四肢會有舌苔白膩、脈滑、四肢或其中一肢麻木痠痛等症狀，常見於風寒濕痹，施治原則亦是「消痰軟堅」，適用處方為「指迷茯苓丸」。

痰留胸脅出現有咳嗽、痰涎色白、脈沉弦、胸脅疼痛、呼吸或轉側牽引時疼痛加劇，常見於水飲病，施治原則亦是「化飲逐痰」，適用處方為「小青龍湯」、「葶藶大棗瀉肺湯」等。

3 飲症

當身體正常且吃對食物時，含液體之食物進入身體就會消化，且運行至體內各處，如果出汗或排便正常，這些水分就不會停在某處造成「水患」而生病，故《黃帝內經》曰：「飲入於胃，游溢精氣，上輸於脾，脾氣散精，上歸於肺，通調水道，下輸膀胱，水精四佈，五經并行。」假如所飲之水，或因脾氣阻礙而不上散，或因肺氣不暢而不下通，或留膈間，或留腸間，或留脅下，或留胸中，或留肢體，以其性流行而不循常規而為病。

所謂水行走下，而高原之水，流入於川，川入於海，若阻塞其川則洪水泛濫，而人之飲水亦若是。中醫理論中的留飲、伏飲，是說明飲病新久深淺之理也；而痰飲、懸飲、溢飲、支飲，乃言飲病之情狀，亦不外乎留飲伏飲，惟因其水流為患之處，特分為四種，由其情狀而命之名。

(1) 留飲及伏飲

留飲即停水飲病，脈沉，小便不利，水邪將深。若水停上焦（胸中）則壅，肺氣不得降，故暴喘滿；若水停中焦（心下），甚者則凌心（屬害者水則停在心下），故病悸動不安，微者則礙肺（病輕者也會影響到肺功能），故病呼吸短氣；若水停下焦（少腹，下腹部之左右側也），則不輸膀胱，故必苦裡急。現代醫學病名可能是哮喘、肺氣腫、支氣管擴張症、腹水、腎水腫等症。

此外，留飲邪甚而不去者，若留於心上則阻礙心的陽氣，必背上寒冷如掌大；若留於脅下則阻礙肝氣，必脅下痛引缺盆（鎖骨旁），咳嗽轉甚；若留於胸中則壅塞肺氣，必短氣而喘；若留於身體則阻塞經絡，必四肢歷節痛（關節疼痛）；若留於脾則腹腫身重；若留於腎則陰囊、足脛腫也。

伏飲即膈上病痰滿喘咳，吐發則寒熱背痛腰疼，目泣自出，其人身動顫抖。伏飲的產生是由於脾虛失運，水穀之氣不能化為精微，久之宿痰內伏，現代醫學病名可能是急性支氣管炎、肺炎等症。

(2) 痰飲

中醫理論中的痰飲可分為廣義和狹義兩種，廣義的是所謂水積於陰則為飲，即稀清為飲，陰之盛也；飲凝於陽則為痰，即稠濁為痰，陽之盛也，合而為之總稱為「痰飲」。而在廣義的痰飲之下，又細分為四種飲症：痰飲、懸飲、溢飲、支飲，其中的「痰飲」之症即為狹義的痰飲。痰飲的四種飲症，除了溢飲是出現於腎臟病變外，其他的飲症都有可能造成咳嗽或與呼吸道疾病有關。

痰飲：凡飲病得脈浮而細滑者，為痰飲初病，水邪未深也。即水飲走腸間而不瀉，水精留膈間而不輸，得「陽」煎熬成痰，得「陰」凝聚為飲，凡所在處有聲，故在上則喉中有漉漉之聲，在下則腸間有瀝瀝之聲，即遇秋冬則發，至春夏則止，久咳痰喘病也。現代醫學病名可能是支氣管擴張症、百日咳、哮喘、喘鳴等症。

懸飲：飲後水流在脅下，不上不下，懸結不散，咳唾引痛，即脅下有水氣停飲脅痛病也。現代醫學病名可能是胸膜炎、肋膜炎、膽囊炎等症。

支飲：飲後水停於胸，咳逆礙息，短氣不得臥，其形如水腫狀，即停飲，喘滿不得臥之病也。現代醫學病名可能是慢性肺性心臟病、哮喘等症。

由以上的敘述可知，若水停在肝者，會脅下支滿（脅下脹滿），噎而痛；若水停在心者，會心下堅硬，短氣而心悸，不欲飲水；若水停在脾者，會少氣身重；若水停在肺者，會吐涎沫，渴欲飲水；若水停在腎者，會臍下悸動。讀者可循而覓之，來按摩該處而治水之病。

此外，有痰無飲，當以「涼藥」治之；有飲無痰，當以「熱藥」溫之；若痰而兼飲者，就不可用純涼藥或純熱藥，故當以「溫藥」和之，常用方為苓桂朮甘湯、小半夏茯苓湯、五苓散、腎氣丸、甘遂半夏湯、十棗湯、小青龍湯、葶藶大棗湯等。

倘若無從會意水患到底在身上何處，除了就醫之外，有一簡易自療法：可喝碗熱粥，然後立即大步邁開走半小時以上，直到身體出汗為止。因為熱粥能補胃氣、散寒氣，只要汗一出來，痰飲之症就好了一大半，記得早晚走一回，出汗時要趕緊擦乾身體，並換掉濕衣，不要吹到風，以免二度著涼咳嗽。

4 五臟六腑的咳

中醫學常說「肺主皮毛」，意思是說人體外表的皮毛等於是肺臟外部的呼吸器，它配合肺呼吸及代謝人體的毒素與廢物，當皮毛受到了風寒外邪，邪氣（病毒與細菌）就會影響到肺臟，若再加上吃了冰冷或寒性的食物，寒氣就會使消化系統產生過多且不好的黏液組織（脾失常，則生痰），循著肺脈上行至肺、氣管、喉嚨，使得內外的寒邪相結合（形寒飲冷則傷肺），停留於呼吸道，變成咳嗽。

不過，在中醫名著《黃帝內經》的〈咳論篇〉裡，特別指出咳嗽雖說主要是肺病所引起的，然而五臟六腑的疾病，皆能侵犯肺部而作咳。這是因為肺主氣而位居最高，受百脈之朝會，與五臟六腑息息相通，故當肺部以外的臟腑發生病變，都可能往上干擾肺系，而使其氣的宣降失去原有的平穩功能，發為咳嗽。反之，若是肺部久咳不癒，亦會累及其他臟腑。

此外，《內經》亦曰：「治臟者，治其俞；治腑者，治其合；浮腫者，治其經。」也就是說：治五臟的咳，取其俞穴，治六腑的咳，取其合穴；咳而浮腫者，取有關該臟腑的經穴治之。例如：治肺咳取肺俞穴，治心咳取心俞穴，治脾咳取脾俞穴，治腎咳取腎俞穴，治肝咳取肝俞穴，治胃咳取足三里穴，治膽咳取陽陵泉穴，治大腸咳取曲池穴，治小腸咳取小海穴，治膀胱咳取委中穴，治三焦咳取天井穴。因此，各位讀者雖無法自行針灸，但可按摩或敲打這些穴位，來加速痊癒。

(1) 肺咳

A. 症狀

《內經》有云：「肺咳之狀，咳而喘息有音，甚則唾血。」意思是說肺部引發的咳嗽，容易氣喘，呼吸有聲，嚴重時咳的痰與唾液會有血絲。

B. 自我改善法

症狀不是很嚴重時，可直接按摩「肺俞穴」。肺俞穴在上背第三胸椎下緣，左右旁開兩指寬處，即兩肩胛骨中間最窄部位。

(2)心咳

A.症狀

「心咳之狀，咳則心痛，喉中介介如梗狀，甚則咽腫喉痺。」心臟所引發的咳嗽，一咳就會心痛，喉中好像有東西梗塞，嚴重時咽喉腫痛閉塞。

B.自我改善法

症狀不是很嚴重時，可直接按摩「心俞穴」。心俞穴在上背第五胸椎下緣，左右旁開兩指寬處，也就是由肺俞穴往下兩椎寬。

(3)肝咳

A.症狀

「肝咳之狀，咳則兩脅下痛，甚則不可以轉，轉則兩胠下滿。」也就是說肝所引發的咳嗽，一咳兩側脅肋下就會痛，嚴重時甚至痛得不能轉側，若轉側則兩脅下空軟部位就會有脹滿的痛感。

B.自我改善法

如果症狀不是很嚴重時，可直接按摩「肝俞穴」。肺俞穴在中背第九胸椎下緣，左右旁開兩指寬處，即由心俞穴往下四椎寬。

(4)脾咳

A.症狀

「脾咳之狀，咳則右脅下痛，陰陰引肩背，甚則不可以動，動則咳劇。」脾臟所引發的咳嗽，一咳就會右脅下疼痛，並會牽引到肩背而隱隱作痛，嚴重時無法動作，因為一動就會使咳嗽加劇。

B.自我改善法

若是症狀不是很嚴重時，可直接按摩「脾俞穴」。脾俞穴在中背第十一胸椎下緣，左右旁開兩指寬處，即由心俞穴往下六椎寬。

(5) 腎咳

A.症狀

「腎咳之狀，咳則腰背相引而痛，甚則咳涎。」意思是說腎所引發的咳嗽，一咳就會腰背互相牽引作痛，嚴重時會咳吐稠痰。

B.自我改善法

症狀不是很嚴重時，可直接按摩「腎俞穴」。腎俞穴在下背第二腰椎下緣，左右旁開兩指寬處，即由肚臍的正後方椎孔再往左右兩指寬。

(6) 胃咳

A.症狀

「脾咳不已，則胃受之；胃咳之狀，咳而嘔，嘔甚則長蟲出。」意思是說脾咳不癒，則會傳到胃而引發胃咳，一咳就作嘔，嚴重時會嘔吐蛔蟲。

B.自我改善法

胃咳症狀不是很嚴重時，可以敲打「足三里穴」。足三里穴在小腿外側，大約由膝蓋外凹往下四指寬處。

(7) 膽咳

A.症狀

「肝咳不已，則膽受之；膽咳之狀，咳嘔膽汁。」意思是說肝咳不癒，則會傳到膽而引發膽咳，一咳就嘔出膽汁。

B.自我改善法

當膽咳症狀很嚴重時，可以敲打「陽陵泉穴」。陽陵泉穴在小腿外側，大約在膝蓋下方有一凸起的圓形骨頭（腓骨頭）斜下緣。

(8) 大腸咳

A.症狀

「肺咳不已，則大腸受之；大腸咳狀，咳而遺矢。」其意是指如果肺咳不癒，則會傳到大腸而引發大腸咳，一咳就會大便失禁。

B.自我改善法

當大腸咳症狀不是很嚴重時，可以敲打「曲池穴」。曲池穴在手肘外側，肘紋與肘尖之間凹陷處。

(9) 小腸咳

A.症狀

「心咳不已，則小腸受之；小腸咳狀，咳而失氣。」意思是說若心咳不癒，則會傳到小腸而引發小腸咳，一咳就會同時放屁。

B.自我改善法

若小腸咳的症狀不是很嚴重時，可以敲打「小海穴」。小海穴在手肘內側，肘尖內上緣凹陷處。

(10) 膀胱咳

A.症狀

「腎咳不已，則膀胱受之；膀胱咳狀，咳而遺溺。」意思是說腎咳不癒，則會傳到膀胱而引發膀胱咳，一咳就會小便失禁。

B.自我改善法

當膀胱咳症狀不是很嚴重時，可以敲打「委中穴」。委中穴在膝蓋正後方，側彎膝正中央橫紋中點。

(11) 三焦咳

A.症狀

「久咳不已，則三焦受之；三焦咳之狀，咳而腹滿，不欲食飲。此皆聚於胃，關於肺，使人多涕唾而面浮氣逆也。」也就是各種內臟之咳經久不癒，則會傳到三焦（五臟六腑之間的體液通路）而引發三焦咳，一咳就會腹部脹滿，沒有食慾。此種咳嗽不論是因為何種臟腑的病變，其不好的物質必聚於胃，且循著肺的經脈而影響呼吸系統，使人多鼻涕與痰，而導致面部浮腫、氣逆咳嗽。

B.自我改善法

當三焦咳的症狀不是很嚴重時，可以敲打「天井穴」。天井穴在手肘外側，肘尖上方一指寬凹陷處。

倘若讀者要按摩俞穴，以改善五臟之咳，卻無法辨別俞穴的穴位在那裡時，毋庸擔心，因為這些穴位都在脊椎兩旁，只要由上往下（**不可來回按，因為會造成氣逆**），順著脊椎兩邊按摩十至三十分鐘，不論是坐著或趴著按摩都可達到效果。

另外，在改善六腑之咳而敲打合穴時，則要以拳頭下緣肥肉來做敲打「共振」促進循環，左右兩邊穴道都要敲打，每邊五至十分鐘。敲打的力道得有彈性，由輕漸至稍重，要使患者所敲按部位會感到痠痲脹痛，才是敲對，即使讀者無法十分準確抓住穴位點也無妨，因為敲敲打打本來就是我們在不舒服時的自我痊癒本能，因此不會有副作用，多做幾次就能達到幫助痊癒的效果。

5 哮喘

呼吸急促、張口抬肩為「喘」，喘而喉間有聲則稱「哮」；哮喘是一種常見且持續發作的肺部過敏性疾病，主要是因為支氣管縮窄，使空氣不能順暢進出，出現呼吸困難、咳嗽與喘鳴等現象，當發生這種情形時，病人就會有哮鳴和呼吸困難的感覺。

剛開始發作時，會出現輕微咳嗽、胸悶、鼻癢、流鼻涕、打噴嚏；急性發作時，則出現咳嗽、喘息、痰多、頭冒冷汗、不能平躺；而嚴重發作時，呼吸會十分急促且困難，聲高斷續，喉間痰鳴，短促急迫，張口抬肩，口唇指甲變黑，甚至於突然呼吸衰竭而死亡。

(1) 哮喘的病因

引起哮喘的因素有很多，包括：氣溫的改變、香煙、廚房油煙、塵垢、塵蟎、花粉、羽毛枕被、動物的毛髮、蟑螂排泄物、地毯、起霧、厚窗簾的污垢和灰塵、過度焦慮或興奮、過冰的食物、冰飲料，或遺傳過敏體質，都有可能使哮喘發作。

此外，哮喘患者的皮膚狀況通常也不太好，容易過敏，輕輕抓一下可能就紅癢成片成條；其指甲面也較容易凸起，且色澤血色較不足而偏淡白色。所以患有哮喘者，對於皮膚的保養也要留意。

(2) 哮喘的中醫分類

在中醫理論中，將哮喘大致分為熱喘、寒喘兩大類，若是加以細分，還有：肺虛的喘、腎陽虛的喘、腎陰虛的喘、冷哮、熱哮等。這些喘症的大致症狀及治療方式如下所述。

A. 熱喘

熱喘即為喘且有熱症，如：較易口乾舌燥，皮膚乾燥，痰黏稠偏黃或乾咳無痰，怕悶熱、常出汗，大便較乾或易便祕，小便較黃濁。喘且身熱者，往往腎火上炎，若是遇到乾又熱的環境時，即會咳喘，宜常食用滋陰退熱的食物，譬如：仙草、龜苓膏、白木耳、雪蛤膏等，來改善體質及減輕熱喘的現象。

(a) 腎經治熱喘

在臨床上發現，此類患者多數在腎經經絡不通暢時（輕敲其小腿內側邊緣的腎經經絡就感覺非常疼痛難忍），就很容易出現咳喘症狀，因此在使用針灸、按摩穴位來治療哮喘時，除了使用合谷穴、列缺穴、太淵穴、肺俞穴、定喘穴等止咳定喘相關穴位外，通常可以搭配使用腎經穴道，如：太谿穴、復溜穴、築賓穴、湧泉穴，這樣可以較快速地緩解咳喘的症狀。而這項治療法的原理主要依據，是因為在中醫五行關係中，腎會剋肺，所以只要腎火一降，肺氣就不再氣逆了，咳喘的症狀便能獲得改善。

(b) 熱喘的中藥治喘方

熱喘患者在哮喘發作的急性期，可煎服「加味麻杏甘石湯」，此方能止咳定喘，消炎退燒。其組成與參考劑量為：麻黃2錢、杏仁2錢、炙甘草1錢、石膏5錢、魚腥草1.5錢、天花粉1.5錢、遠志1.5錢。服用方式是：早晚飯後，用一帖藥煎成湯服下，連續服用3至7天，即可見效。

在恢復期時，則用「麻杏甘石湯」加「玉女煎」再加紫苑、遠志合煎；此方能潤燥止咳、瀉火滋陰，其組成與參考劑量為麻黃2錢、杏仁2錢、炙甘草1錢、石膏5錢、熟地3錢、知母1.5錢、麥冬2錢、天花粉1.5錢、遠志1.5錢。此方的服用方式為：早晚飯後，用一帖藥煎湯服下，每隔一天服用一次，連續服用3個月，即能有所改善。

以上兩方亦可使用濃縮科學中藥，按比例調配，效果和實體藥材相同。

B.寒喘

若喘且有寒症者即為寒喘，其症狀有：痰多但是為稀稀有泡，較怕冷，大便較軟或稀，怕空氣稀薄，不太出汗，小便較白或透明。咳且身寒者，往往痰多畏冷，因此宜常食用能化痰溫肺的食物，如：杏仁貝母茶、百合杏仁茶等，以改善寒喘的體質。

(a) 脾經治寒喘

在臨床上發現，此類患者多數在脾胃虛寒時，十分容易引發咳喘，因此除了使用合谷穴、列缺穴、太淵穴、肺俞穴、定喘穴等止咳定喘相關穴位外，通常可以搭配使用脾經穴道，如：太白穴、豐隆穴、足三里穴、中脘穴、公孫穴等，便可以很快地改善其咳喘的症狀，這主要是因為在中醫理論的五行關係中，肺生脾，脾為肺之子，若是子虛就會累及母，因此只要脾胃強壯，肺氣就不會咳喘噓噓。

(b) 寒喘的中藥治喘方

寒喘患者在哮喘發作的急性期，可煎服「加味小青龍湯」，此方的組成與參考劑量為：麻黃2錢、桂枝2錢、芍藥2錢、炙甘草2錢、細辛2錢、乾薑2錢、五味子2錢、半夏2錢、遠志1.5錢、紫苑1.5錢。服用方式為：早晚飯後，用一帖藥煎成湯服下，連續3至7天，即可見效。

若是在恢復期時，則用「加味小建中湯」，此方的組成與參考劑量為：桂枝2錢、白芍2錢、甘草1.5錢、生薑1.5錢、大棗3錢、飴糖1兩、黃耆6錢、防風2錢、白朮2錢、遠志1.5錢、紫苑1.5錢。其服用方法為：早晚飯後，用一帖藥煎成湯服下，每隔一天服用一次，連續服3個月，即能有所改善。

以上兩方亦可使用濃縮科學中藥，按比例調配。

C.其他喘症的中醫療法

除了以上兩種喘症之外，其他的喘症同樣可以用中藥來加以調理改善：呼吸短促、咳嗽、言語無力、汗多、脈弱的「肺虛的喘」可用生脈飲；喘而腳背腫、惡寒、四肢發冷、脈細的「腎陽虛的喘」可用八味地黃丸；喘而咽痛、手足心痛、脈細數的「腎陰虛的喘」可用都氣丸；肺寒、胸膈滿悶、多清稀痰涎、舌苔白滑、脈沉緊的「冷哮」可用蘇子降氣湯；膈熱、煩悶不安、舌苔多黃濁、脈滑數的「熱哮」可用玉涎丹來治療。

(3)穴位按摩急救法

哮喘在發作時，會令人感到非常不舒服，讀者可以在哮喘發作，尚未找到醫師就診前，先按摩身體某些部位，如此能立即減輕身體的不適。

這些地區包括：後頸根與肩膀連接處周圍、上背心、左右手脈搏跳動處周圍、左右手肘內外側橫紋、胸部右上角及左上角、腳底前1/5處等。這是因為這些區域的周圍密佈著許多定喘止咳穴位：在後頸根的脊椎上有兩個高起的骨頭，這兩個骨頭之間及其左右，有大椎穴、定喘穴、大杼穴；上背心的左右肩胛骨之間，有身柱穴、肺俞穴、膏肓穴；脈搏處有太淵穴、列缺穴；手肘內外側有曲池穴、尺澤穴等；在鎖骨中點下緣凹窩處有中府穴、雲門穴；而腳底前1/5處為腳底心肺反射區。在日常生活中，也是可以經常按摩這些區域來改善哮喘。

按摩的方式是：先將雙手搓熱，再將每個部位搓熱或敲打按壓3至5分鐘。按摩前後喝一點溫開水，效果會更好。恢復期宜每天早晚各按摩一次，長期施行會有意想不到的好結果。

(4) 改善哮喘的運動：立掌繞圓

會喘的人通常會因為「氣弱」，而不想運動，或者只要運動一下就覺得喘，所以不想動。但是不運動的結果，只會讓身體狀況愈來愈糟，因此筆者設計了一個簡易的運動——立掌繞圓式，此式不管是坐著或站著，都可以輕鬆練習來改善呼吸系統，緩解哮喘症狀。

方法：

A. 心情放輕鬆，身體不要太僵硬，眼睛平視，舌頭往上抵在上牙齒後面。

B. 坐姿，雙掌直立，掌心朝前，兩掌一起擺在胸前，手肘微彎，但保持彈性，好似在推門的姿勢。

C. 右掌由右下往右斜上繞圈子，左掌由左下往左斜上繞圈子，兩手等於向胸口交叉繞圈子，但不相碰撞。注意要「越慢越好」，呼吸自然即可。

D. 當雙掌繞圈子時，永遠保持直立的姿勢，才能刺激到心肺功能。

此套功法很安全，也不會太累，對年長及體弱者非常適合，而且隨時隨地可以練習。當您練習幾天以後，掌心會慢慢感到似乎有一股能量進出，或是麻麻的，這是所謂的「得氣之兆」，整個心肺地區都會隨著這股能量的波動而有所調整，使血液擴張流通順利，多練習，呼吸便會愈來愈順暢正常。

(5) 預防哮喘的方法

減少哮喘的發生，良好的生活習慣非常重要，常維持所處環境清潔乾淨不潮濕，早睡早起，保持心情愉快，不吃冰飲與油炸物，不抽菸喝酒。若想徹底治好哮喘症，依個人建議針灸，加上中藥處方，輔以氣功運動，實是最佳選擇。

挑選一個正派的氣功來練習，如：少林易筋經、武當太極拳等等，都可確實改善體質，轉弱為強，避免老毛病的再發生。

6 咳嗽分類簡表

區別	痰的形態	症狀	舌象	脈搏	備註
寒咳	痰稀稀薄薄的且顏色較白	鼻塞、流清涕、惡寒	舌苔薄白色	脈浮緊	較怕冷，小便較清淡
熱咳	痰較黃且濃稠，或痰色雖白，但黏著難出	發燒、怕吹風、口乾、嘴唇顏色較紅	舌體紅、舌苔黃	脈浮滑	尿液顏色深黃且較少
燥咳	無痰或痰量少而黏，或痰帶血	乾咳、容易喉癢、咽乾、口渴	舌體紅、舌苔黃燥	脈數	小便赤澀、大便較乾

陰虛咳嗽	陽虛咳嗽	過敏的咳	百日咳
痰黏稠，且常想吐，或濃痰中帶血	痰多而稀，且伴有嘔吐寒沫	痰似有似無	濃痰阻塞，要很用力地咳才能將痰排出
咽喉乾痛、聲啞	呼吸急促、少氣、面色萎黃、惡寒	喉嚨偶有發癢，咽中似有異物	流鼻涕、輕微發燒，漸漸轉為「日輕夜重」的咳嗽
舌體紅、無舌苔	舌體淡、舌苔白	舌體淡紅、舌苔薄白	舌體紅、舌苔厚
脈弦細	脈沉弱	脈弱	脈細微數
較常便秘	常兼大便溏瀉，嗜臥欲躺	大小便正常	嚴重時大小便失禁及嘔吐

第三章

中西醫常見的咳喘藥材及處方

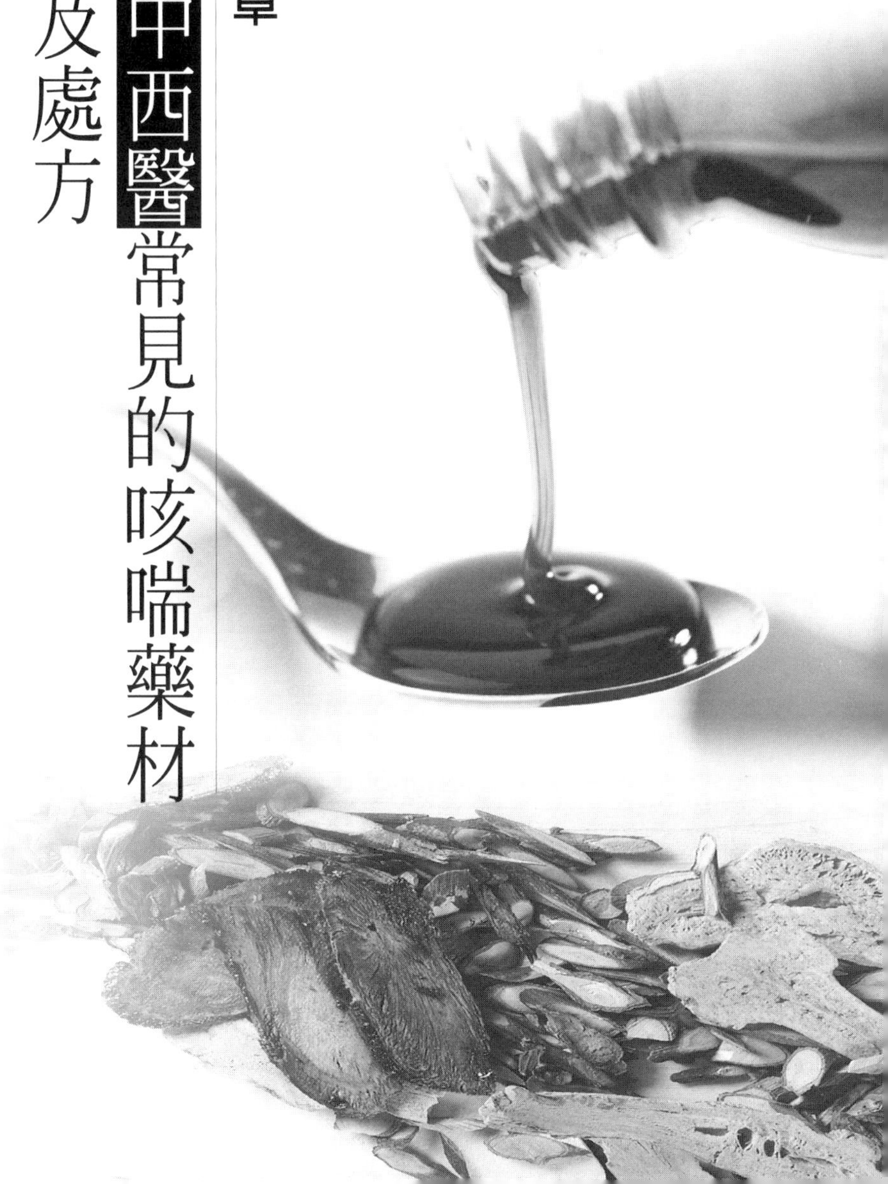

1 西醫的止咳藥物

(1) 常見的止咳藥劑

治療咳嗽的藥物其主要成分通常包括「鎮咳劑」和「去痰劑」。

A.鎮咳劑的作用

鎮咳劑用於抑制無痰或刺激性咳嗽，常用藥物有「中樞抑制性鎮咳劑」與「鎮咳抗組織胺」兩種。中樞抑制性鎮咳劑主要在抑制延腦的咳嗽中樞，進而抑制傳出神經纖維的反應，而抑制咳嗽反射作用。常見的藥物包括：Codeine、Dextromethorphan，但這些藥劑會有些許副作用，如：眩暈、頭重腳輕、鎮靜、惡心、發汗、潮紅、胃腸不適和思睡。

鎮咳抗組織胺可減少咳嗽反射時膽鹼素的神經傳導，因此可以作為咳嗽抑制劑。常見的有：Antazoline、Astemizole、Azatadine、Azulene、Brompheniramine、Carbinoxamine、Chlorcylizine、Chlorpheniramine、Clemastine、Diphenhydramine、Doxylamine、Diphenhydramine、Methapyrilene、Methidilazine、Meqitazine、Promethazine、Pyrilamine、Phenindamine、Triprolidine、Tripelennamine等，而這類藥物的副作用常見的有：眩暈、鎮靜、協調作用受損、上腹部不適、口乾及支氣

管分泌增厚等等。

B.去痰劑的功能

至於去痰劑常見的有「黏膜潤滑劑」、「黏液溶解劑」和「黏液修復劑」等等。黏膜潤滑劑具有刺激分泌與溶解分泌物的特性，因此能促使人體排除呼吸道內黏稠且充血的分泌物，並能刺激支氣管，使肺系統內的活性物質（surfactant）增進黏液纖毛運送機轉的效力，可很有效地幫助黏液的排除與呼吸的通暢，並且目前尚無已知的不良反應，其代表藥物為Ambroxol。

黏液溶解劑具有活性的-SH基，直接作用於黏液蛋白（Mucoprotein）中的雙硫基（disulfide），於之結合（-S-S-），迅速確實地溶解病患的分泌物（痰、鼻涕等），又同時具有促進纖毛運動的亢進作用，使人體更容易排出分泌物，代表藥物為Mecysteine製劑。

黏液修復劑具有活性的SH基，同樣是直接作用在黏液蛋白中的雙硫基，使黏液溶解，這類藥品還能促進黏膜組織的修復，及增強受刺激和感染的黏膜的保護作用，代表藥物為Carbocysteine（S-carboxymethylcysteine）。

(2) 會讓咳嗽惡化的藥物

A. β腎上腺素激性阻斷劑（Beta-Adrenergic Blocking Agents）

β腎上腺素激性阻斷劑廣泛使用於高血壓、甲狀腺機能亢進、偏頭痛、心臟病、精神官能症等等，是臨床治療上相當常用的藥物，但咳嗽的人若未審慎使用β腎上腺素激性阻斷劑，可能會引發嚴重的副作用。因為β腎上腺素激性阻斷劑會引起支氣管收縮，甚至痙攣。對於支氣管過敏患者來說，這無異是雪上加霜，輕則引起咳嗽、胸悶、胸痛，重則造成「呼吸困難」，甚至有致命危險。

根據臨床使用經驗，鮮少高血壓患者沒用過β腎上腺素激性阻斷劑的；因此，如遇到久咳不癒的患者，醫生必須詢問其是否有高血壓，並檢視是否正在服用此類藥劑，若發現患者正服用β腎上腺素激性阻斷劑，應建議患者立刻停用，否則治療起來不但事倍功半、徒勞無功，還會愈咳愈嚴重。

目前市面上常用的β腎上腺素激性阻斷劑包括：Acebutolol、Alprenolol、Atenolol、Bisoprolol、Bunolol、Labetalol、Metoprolol、Nadolol、Oxprenolol、Penbutolol、Practolol、Propranolol、Timolol、Tolamolol等等。因此，若你正在咳嗽且長期服用慢性病藥，應馬上請教醫師是否服用上述β腎上腺素激性阻斷劑，是否應立刻停藥，尋求其他辦法。

B. ACE抑制劑（血管收縮素轉化酶抑制劑）

ACE 抑制劑也是引起久咳不癒的主要藥物之一，其作用機轉可抑制AI（angiotensin I，血管收縮素Ⅰ）轉變成AII（angiotensin II，血管收縮素Ⅱ），還可抑制慢動素BK被分解，不僅可抑制AII之血管收縮作用，且可提高BK之血管擴張效果，兩者加乘使血管擴張效果更明顯，常用於治療高血壓、鬱血性心衰竭與輕中度急性心肌梗塞，換句話說ACE 抑制劑是很常用的「降血壓藥」，比起β腎上腺素激性阻斷劑的使用普遍性，毫不遜色。但它的副作用有：咳嗽、皮疹、血管神經性水腫、高血鉀、味覺減退與頭痛等現象，所以往往病患一使用這種藥物來降低血壓時，就會有「夜晚乾咳」的現象產生。

已上市的ACE抑制劑，如：Captopril（Captopin、Captopri、Ceporin、Captrol、Cabudan、Capdon、Capomil、Capoten、Captolin、Calatec、Excel、Smarten）、Lisinopril（Genopril、Noprisil、Prinivil、Zestril）、Enalapril（Enalatec、Kintec、Perisafe、Renapril、Enaril、Renitec、Sintec、Synbot、Landing）。

以上資訊，讀者可多請教你的家庭醫師，作為防咳參考。

(3) 咳嗽藥水容易成癮

不論男女老少在面對咳嗽的困擾時，大多數人都習慣服用綜合感冒糖漿、咳嗽藥水或者是喉糖來止咳化痰。通常在服藥之後，咳嗽少了，痰也清了，呼吸變得暢順多了。但是你可知道這些咳嗽藥水、喉糖有時並不一定能真正止咳，反而會帶來許多後遺症，甚至還有成癮性。

事實上，市面上的眾多咳嗽藥水其不同的成分，有著不同的效果，但多半會對身心造成部分影響，例如：昏昏欲睡、目光散漫、瞳孔放大、失去方向感、記憶力減退、語言不清等。若大量使用會引起幻覺、幻聽，與精神分裂的徵狀相似，而且容易心律不整，呼吸系統也會受到影響。倘若長期濫用這些藥物可能導致更多、更嚴重的問題。

許多咳嗽藥水的成分中含有容易上癮的可待因。這種藥物成分屬於嗎啡的一種，是用來抑制神經中樞及咳嗽反射，以達到止咳的功效。但服用之後，會有食慾不振、惡心、便秘等副作用；如果大量服用，就會有和吸毒一樣的迷幻效果，因此容易造成食用者上癮。此外，過量濫用可待因，會使腦部的呼吸中心受到過分壓抑，使呼吸停頓，導致窒息死亡。所以咳嗽藥水必須小心使用，避免過量飲用，導致成癮。

至於喉糖雖有潤喉作用，不過通常只是暫時性的，實際上並無太大的止咳效果。而且有時太過頻繁地食用喉糖，反而會因為其中的「涼性揮發物質」分佈或累積太多，使得呼吸道黏膜更為乾燥，無法分泌滋潤物質，導致咳嗽加劇（尤其冷咳），結果得不償失。其實喉糖適用於熱咳或燥咳的症狀，因此在應用上要注意其適合性與用量。

在咳嗽時，多數人都會想要自行減輕咳嗽所帶來的痛楚，而勉強抑制咳嗽。可是咳嗽其實是保護人體、清除體內異物（細菌、病毒等）的重要機制，一直使用抑制藥物來治咳嗽（壓抑呼吸道排異物的本能反應），反而會使痰液持續留在呼吸道中，可能引發更嚴重的感染，使症狀加深。因此，當咳嗽發生時，最好由醫生開出正確合適的處方，才是安全又有效的方法。

2 常用的咳喘中藥材

(1) 寒咳、畏冷

桂枝

為樟科植物肉桂的嫩枝，學名Cinnamomum cassia Presl，其性味為辛甘溫，歸經入心、肺、膀胱經，能發汗解表、溫通經脈、通陽化氣，能治感冒風寒、發熱惡寒，不論有汗、無汗都可應用，常用於水濕停滯所致的痰飲喘咳。

紫蘇葉

為唇形科植物紫蘇的莖葉，學名 Perilla frutescens（L.）Britt，其性味為辛溫，歸經入肺、脾經，能發汗解表、行氣寬中、解魚蟹毒。因紫蘇能散表寒，發汗力較強，常用於感冒風寒表症。

荊芥

為唇形科植物荊芥的莖葉及花穗，學名 Schizonep tenuifolia（Benth.）Briq.，其性味為辛溫，歸經入肺、肝經，能祛風解表、止血、發汗，常用於感冒風寒、感冒風熱等症。

羌活

為傘形科植物羌活或寬葉羌活的根莖及根，學名Notopterygium incisium Ting ex H.T Chang，或Notopterygium forbesii Boiss，其性味為辛苦溫，歸經入膀胱、腎經，能祛風解表、祛風濕、止痛，常用於感冒風寒、發熱惡寒等症。

細辛

為馬兜鈴科植物東北細辛或細辛的全草，學名Asarum heterotropoides Fr. Schumidt var. mandshuricum（Maxim.）Kitag 或Asarum sieboldii Miq.，其性味與歸經為辛溫，入心、肺、肝、腎經，能發散風寒、祛風止痛、溫肺化飲，常用於感冒風寒、發熱惡寒、頭痛身痛、鼻塞等症。

白芷

為傘形科植物白芷或杭白芷的根，學名Angelica dahurica（Fisch. Ex Hoffm.）Benth. Et Hook. f.或Angelica dahurica（Fisch. Ex Hoffm.）Benth. et Hook. f. var. taiwaniana（Boiss）Shan et Yuan，其性味為辛溫，歸經入肺、胃經，能祛風解表、燥濕止帶、止痛、消腫排膿、生肌，常用於感冒風寒、頭痛、鼻塞等症。

藁本

為傘形科植物藁本的根莖及根，學名Ligusticum sinensis Oliv.，其性味為辛溫，歸經入膀胱經，能祛風勝濕、散寒、止痛，常用於外感風寒、頭痛、顛頂頭痛等症。

香薷

為唇形科植物海州香薷及石香薷的地上部份，學名Elsholtzia splendens Nakai ex F. Maekawa或Masla chinensis Maxim.，其性味為辛微溫，歸經入肺、胃經，能發汗、解表、祛暑、和中化濕、利水消腫，常用於夏季貪涼所引起的感冒風寒。

生薑

為薑科植物薑的新鮮根莖，學名Zingiber officinale Rose，其性味為辛微溫，歸經入肺、脾、胃經，能發汗、解表、散寒、溫中止嘔、解毒，常用於風寒感冒、發熱、惡寒等症。

蔥白

為石蒜科植物蔥的新鮮鱗莖，學名Allium fistulosum L.，其性味為辛溫，歸經入肺、胃經，能發汗、解表、通陽、解毒，常用於感冒風寒、發熱、惡寒等症。

青蒿

為菊科植物青蒿、牡蒿或其他同屬植物的地上部份，學名Artemisia annua L.

或Artemisa apiacea Hance，其性味為苦寒，歸經入肝、膽經，能清熱解暑、退虛熱，常用於暑熱外感、發熱、無汗，或溫熱病、發熱、惡寒、寒清熱重，以及瘧疾、陰虛發熱、盜汗等症。

蒼朮

乃菊科草本植物茅蒼朮Atractlodeslancea（Thunb.）DC.，或北蒼朮A.chinensis（DC.）Koidz.，或關蒼朮A.japonicaKoidz.exKitam.的根莖，其性味為辛苦溫，歸經入脾、胃經，能燥濕健脾、祛風濕、解表、明目，常用於濕阻脾胃、脘腹脹滿、寒濕白帶，濕溫病、濕熱下注、腳膝腫痛、痿軟無力、風濕痺痛、肢體關節疼痛、風寒表證、痰飲等症。

《本草正義》曰：「氣味雄厚，較白朮愈猛，能切上切下，燥濕而宣化痰飲，芳香辟穢，勝四時不正之氣；故時疫之病多用之。最能驅除穢濁惡氣，陰霾之域，久曠之屋，宜焚此物而後居人。」亦此意也。

苦杏仁

乃薔薇科植物杏、山杏等的種仁，學名Prunus armeniaca L. 或Prunus armeniaca L. var. ansu Maxim，其性味歸甘苦溫有小毒，經為入肺、大腸經，能止咳化痰、潤腸通便，常用於咳嗽氣喘、腸燥便秘等症。

乾薑

乃薑科植物薑的乾燥根莖，學名Zingiber officinale Willd Rosc.，其性味為辛溫，歸經入心、肺、脾、胃、腎經，能溫中、回陽、溫肺化痰，常用於肺寒咳嗽、痰稀而多、形如白沫、脾胃虛寒、嘔吐泄瀉、脘腹冷痛，陰寒內盛、四肢厥冷、脈微弱等症。

紫石英

乃一種含氟化鈣的礦石Fluorite，非真正的石英礦，而是螢石，即氟石。其味為甘溫，歸經入心、肝經，能鎮心定驚、溫肺、暖宮，常用於肺虛寒咳、心悸怔忡、驚癇瘈瘲、子宮虛冷不孕等症。

胡桃肉

乃胡桃科植物胡桃的種仁，學名Juglans regia L.，其性味為甘溫，歸經入肺、腎經，能補腎強腰膝、斂肺定喘、潤腸通便，常用於肺腎不足的虛喘、腎虛腰膝痠痛、兩足痿弱、津液不足、腸燥便秘等症。

補骨脂

乃豆科植物補骨脂的成熟果實，學名Psoralea corylifolia L.，其性味為辛苦大溫，歸經入脾、腎經，能補腎助陽，常用於虛喘、虛冷泄瀉、下元虛冷、陽痿、遺精、早泄、腰部度痛、小便頻數、遺尿等症。

(2) 熱咳、燥咳

桑葉

桑科植物桑樹的葉，學名Morus alba L，其性味為甘寒，歸經入肺、肝經，能疏散風熱、清肝明目，常用於外感風熱、頭痛、咳嗽等症。

菊花

為菊科植物菊及其變種的頭狀花序，學名Chrysanthemum morifolium RAMAT.，其性味為甘苦微寒，歸經入肺、肝經，能疏散風熱、明目、清熱解毒、涼血降壓平肝陽，常用於外感風熱、發熱、惡寒、頭痛等症。

蟬蛻

為蟬科昆蟲黑蚱等的幼蟲羽化後所脫落的皮殼，學名Cryptotympana atrata Fabricius，其性味為甘寒，歸經入肺、肝經，能散風熱、利咽喉、退目翳、定驚癇，常用於外感風熱、發熱惡寒、咳嗽、咽喉腫痛、喑啞、風疹、皮膚瘙癢、四肢抽搐等症。

蔓荊子

為馬鞭草科單葉蔓荊的果實，學名Vitex rotundifolia LINN.，其性味為苦辛平，歸經入肝、膀胱、肺經經絡作用，能散風熱、清頭目，常用於感冒頭痛及頭風頭痛等症。

石膏

為單斜晶系的硫酸鈣礦石（$CaSO_4 \cdot 2H_2O$），其性味為辛甘大寒，歸經入肺、胃經，能清熱瀉火、收斂生肌，常用於肺熱咳嗽、氣喘、溫熱病、肺胃大熱、高熱不退、口渴、煩燥、脈洪大等症。

知母

為百合科植物知母的根莖，學名Anemarrhena aspodeloidea BUNGE.，其性味為苦寒，歸經入肺、胃、腎經，能清熱瀉火、滋腎潤燥，常用於肺熱喘咳、痰黃而稠、溫熱病、高熱煩燥、口渴、脈洪大等肺胃實熱之症。

梔子

為茜草科梔子樹的成熟果實，學名Gardenia jasminoides ELLIS. var. angustifolia NAKAI，其性味為苦寒，歸經入心、肝、肺、胃經，能清熱瀉火、涼血解毒，常用於熱病發熱、心煩不寧、高熱煩燥、神昏譫語等症。

蘆根

為禾本科植物蘆葦的根莖，學名Phragmites communis（L.）TRIN.，其性味為甘寒，歸經入肺、胃經經絡作用，能清肺胃熱、生津止渴，常用於溫熱病、高熱口渴、胃熱嘔吐、肺熱咳嗽、痰稠而黃等症。

天花粉

為葫蘆科植物栝蔞的根，學名Trichosantheskirillowii MAXIM，其性味歸經為甘微苦酸、微寒，入肺、胃經，能清熱生津、消腫排膿，常用於肺熱燥咳、熱病傷津、口渴等症。

荷葉

為睡蓮科植物蓮的葉片，學名N-elumbo nucifera，其性味為苦平，歸經入肝、脾、胃經，能解暑清熱、升發清陽，常用於感受暑熱、熱邪、頭脹胸悶、口渴、小便短赤等症。

豬膽汁

為豬的膽汁，其性味為苦寒，歸經入心、肝、膽經，能清熱解毒，常用於目赤腫痛、肺熱咳嗽、百日咳、濕熱黃疸等症。

黃芩

為唇形科植物黃芩的根，學名Scutellaria baicalensis Gergi，其性味為苦寒，歸經入心、肺、膽、大腸、小腸經，能清熱燥濕、瀉火解毒、安胎，常用於熱病高熱煩渴、肺熱咳嗽、吐血、衄血、便血、崩漏、熱毒瘡瘍等症。

蜂蜜

為蜜蜂科昆蟲中華蜜蜂等釀成的糖類物質，學名Apis cerana Fabricius，其性味為甘平，歸經入肺、脾、大腸經，能滑腸通便、補肺潤中、緩急、解毒，常用於腸燥便秘、肺燥乾咳、肺虛久咳、喉乾口燥等症。

石葦

水龍骨科草本植物廬山石葦Pyrrosiasheareri（BAK）Ching，或有柄石葦P.petiolosa（Christ）C-hing的葉，其性味為苦甘微寒，歸經入肺，膀胱經，能清熱利水通淋、清肺化痰，常用於熱淋、石淋、血淋、肺熱咳嗽痰多等症。

冬瓜子

即冬瓜的種子，學名Benincasa hispida（Thumb.）Cogn.，其性味甘寒，能清肺、化痰、排膿，入肺、大腸經，常用於肺熱咳嗽、肺癰、腸癰等病症。

澤漆

大戟科草本植物澤漆的地上部份，學名Euphorbiahelioscopial.，其性味辛苦，微寒，有毒，入肺、小腸、大腸經，能利水消腫、化痰散結，常用於水腫、腹水、瘰癧結核、肺熱咳嗽、痰飲喘咳等症。

虎杖

乃蓼科草本植物虎杖的根莖和根，學名PolygonumCuspidatumSieb.etZucc.，其性味為苦寒，歸經入肝、膽、肺經，能祛除風濕、利濕退黃、活血通經、祛痰止咳、清熱解毒，常用於風濕痹痛、黃疸、膽結石、淋濁帶、經閉、跌仆傷痛、肺熱咳嗽、痰多喘咳等症。

半夏

乃天南星科草本植物半夏的塊莖，學名Pinelliaternata（Thunb.）Breit.，其性味為辛溫有毒，歸經入脾、胃經，能燥濕化痰、消痞散結、降逆止嘔，常用於痰多咳嗽、胸脘痞悶、胸痹、結胸、癭瘤瘰癧、瘡瘍腫痛、梅核、氣胃氣上逆、噁心嘔吐等症。

瓜蔞

乃葫蘆科植物栝蔞或雙邊栝蔞的果實，學名Trichosanthes Kirilowii Maxim或Trichosanthes unifora Hao，其性味為甘寒，歸經入肺、胃、大腸經，能清肺化痰、寬胸散結、潤燥滑腸，常用於肺熱咳嗽、咳痰黃稠、肺癰、胸痹脅痛、乳癰腫痛、腸燥便秘等症。

竹茹

乃禾本科植物淡竹或苦竹等莖的節間部份，用刀刮去第一層青綠表層後，刮下的中間層，學名Phyllostachys nigra var. henonis Stapf，或Bambuse tuldoides Munro，其性味為甘微寒，歸經入肺、胃經，能清熱、化痰、止嘔，常用於肺熱咳嗽、咳痰稠厚、胃熱嘔吐、呃逆等症。

葶藶子

乃十字花科植物獨行菜或播娘蒿的種子，學名Lepidium apetalum Willd.或Descurainia Sophia（L.）Webb ex Prantl，其性味為辛苦大寒，歸經入肺、膀胱經，能瀉肺定喘、行水消腫，常用於痰涎壅滯、咳嗽氣喘、面目浮腫、胸腹積水而小便不利等症。

荸薺

乃莎草科植物烏芋的球莖，學名Heleocharis dulcis（Burm.f.）Trin. Ex Henschel，其性味甘微寒，入肺、胃、大腸經，能化痰消積、清熱生津、明目退翳，常用於痰核、瘰癧、熱病煩渴便秘、陰虛肺燥、痰熱咳嗽等症。

枇杷葉

乃薔薇科植物枇杷的葉，學名Eriobotrya japonica（Thunb.）Lindl.，其性味為苦平，歸經入肺、胃經，能清肺止咳、和胃降逆，常用於肺熱咳嗽、氣逆喘息等症。枇杷葉能清泄肺熱而化痰下氣，用於肺熱咳嗽、氣逆喘息、嘔吐呃逆、口渴等症。

桑白皮

乃桑科植物桑的根皮，學名Morusalba LINN.，其性味為甘寒，歸經入肺經，能瀉肺平喘、行水消腫，常用於肺熱咳嗽、喘逆痰多、面目浮腫、小便不利等症。

飴糖

乃以糯米或粳米磨成粉，煮熟，加入麥芽，攪合均勻，微火煎熬而成的飴，其性味為甘微溫，歸經入脾、胃、肺經，能補中緩痛、潤肺止咳，常用於中氣虛乏、腹中急痛、肺虛咳嗽等症。

黃精

為百合科植物黃精的根莖，學名Polygonatum sibiricum Redoute，其性味甘平，入脾、肺經，能補脾潤肺，常用於肺虛咳嗽、脾胃虛弱、體倦乏力、消渴、病後虛羸等症。

沙參

乃傘形科植物珊瑚菜（北沙參），或桔梗科植物杏葉沙參、輪葉沙參（均為南沙參）的根，學名Adenophora tetraphylla（Thunb.）Fisch.，其性味甘微寒，入肺、胃經，能潤肺止咳、養胃生津，常用於肺虛有熱、乾咳少痰、久咳聲啞、胃陰耗傷、津少口渴等症。

玉竹

乃百合科植物玉竹的根莖，學名Polygonatum odoratum（Mill.）Druce，其性味為甘平，歸經入肺、胃經，能滋陰潤肺、養胃生津，常用於肺陰受傷、肺燥咳嗽、乾咳少痰、胃熱熾盛、津傷口渴、消穀易飢等症。

百合

乃百合科植物百合等的肉質鱗片，學名Lilium brownill F.E. Brwon var. colchesteri Wils.，其性味為甘微寒，歸經入心、肺經，能潤肺止咳、寧心安神，常用於肺燥、肺熱咳嗽、熱病後餘熱未清、神思恍惚等症。

天門冬

乃百合科植物天門冬的塊根，學名Asparagus cochinchinensis（Lour.）Merr.，其性味甘苦大寒，入肺、腎經，能潤肺止咳、養陰生津，常用於肺陰受傷、燥咳、咳血、陰虛內熱口渴等症。

麥門冬

乃百合科植物沿階草的塊根，學名Ophiogon japonicus（Thunb.）ker-gawl.，其性味為甘微苦微寒，歸經入心、肺、胃經，能清心潤肺、養胃生津，常用於肺陰受傷、燥咳、咳血、心煩不安、津少口渴等症。

(3) 哮喘

萊菔子（蘿蔔種子）

乃十字花科植物萊菔（蘿蔔）的成熟種子，學名Raphanus sativus L.，其性味辛甘平，入脾、胃、肺經，能消食化積、祛痰下氣，常用於咳嗽痰喘、氣喘、食積停滯、胃脘痞滿、噯氣吞酸、腹痛泄瀉、腹脹不舒等症。

大蒜

乃百合科植物蒜的鱗莖，學名Allium sativum L.，其性味為辛溫，歸經入胃、大腸經，能殺蟲、解毒、消癰，常用於肺癆、頓咳、鉤蟲、蟯蟲病、痢疾、腹瀉等症。

白前

乃蘿藦科植物白前和芫花葉白前的根莖及葉，學名Cynanchum stauntoni（Decnbe.）Schltr. Ex Level. 和Cynanchum glaucescens（Decne.）Hand.-Mazz.，其性味為辛甘微溫，歸經入肺經，能祛痰、降氣，常用於咳嗽痰多、氣逆喘促等症。

蔊菜

乃十字花科植物蔊菜的全草，學名Rorippa indica（L.）Hiern，其性味辛溫，入肺經，能化痰止咳、解毒，常用於痰多咳嗽、氣喘、疔瘡癰腫等症。

款冬花

乃菊科植物款冬的外開放的頭狀花序，學名Tussilago farfara L.，其性味辛溫，入肺經，能止咳化痰，常用於咳嗽氣喘、肺虛久咳等症。

百部

乃百部科植物蔓生百部、直立百部或對葉百部等的塊根，學名Stemona japonica（Bl.）Miq或Stemona tuberosa Lour.，其性味甘苦微寒，入肺經，能潤肺止咳、滅蝨殺蟲，常用於一般咳嗽、久咳不已、百日咳、肺癆咳嗽、蟯蟲病及人、畜的頭蝨、體蝨等症。

地龍（蚯蚓）

乃鉅蚓科動物參環毛蚓（廣地龍）或縞蚯蚓（土地龍）等的全體，學名Pheretima aspergillum（E. Perrier）或Allolobophora caliginosa（Savigny）trapezoids（Ant. Duges），其性味為鹹寒，歸經入胃、脾、肝、腎經經絡作用，能清熱息風、通絡、平喘、利尿，常用於哮喘、高熱抽搐、風濕痹痛、半身不遂、小便不利、水腫等症。

人參

乃五加科植物人參的根，學名Panax ginseng C.A. Mey.，其性味甘平，入脾、肺經，能大補元氣、補肺益脾、生津、安神，常用於肺虛氣喘、氣虛欲脫、脈微細、脾胃虛弱、倦怠乏力、食欲不振、胸腹脹滿、久瀉脫肛、消渴、熱病耗傷津液、神志不安、心悸怔仲、失眠等症。

五味子

乃木蘭科植物北五味子的成熟果實，學名Schisandra chinensis（Turcz.）Baill.，其性味為酸溫，歸經入肺、腎經，能斂肺滋腎、生津斂汗、澀精止瀉，常用於久嗽虛喘、津少口渴、體虛多汗、精滑不固、小便頻數、久瀉不止等症。

白果

乃銀杏科植物銀杏的種子，學名Ginkgo biloba L.，其性味甘苦平有小毒，入肺經，能定痰喘、止帶濁，常用於咳嗽痰多氣喘、白帶、白濁及小便頻數等症。

(4) 咳血

魚腥草

為三白草科植物蕺菜的根及全草，學名Houttuymia cordata Thuunb.，其性味為辛微寒，歸經入肺經，能清熱解毒、消癰腫，常用於肺癰，痰熱壅滯，咳吐膿血、百日咳等病症。

馬蘭根

為菊科植物馬蘭的根，學名Kalimeris indica.，其性味辛平，能清熱解毒、涼血止血、利尿，常用於鼻出血、牙齦出血、咳血、皮下出血、咽喉腫痛等症。

地骨皮

為茄科植物寧夏枸杞及枸杞的根皮，學名Lycium chinenes MILL，其性味甘淡寒，入肺、腎經，能清熱涼血、退虛熱，常用於肺熱咳嗽、氣喘、痰中夾血、血熱妄行、吐血、衄血、尿血、陰虛發熱等症。

白薇

為蘿藦科植物白薇的根及根莖，學名Cynanchum atratum Bge，其性味苦鹹寒，入肝、胃經，能清熱涼血，常用於熱病邪入營血、身熱經久不退、肺熱咳嗽、陰虛內熱、產後虛熱等症。

代赭石

氧化物類礦物剛玉族赤鐵礦的礦石Hematite，其性味為苦寒，歸經入肝、心包經，能降氣止嘔定喘，涼血止血，平抑肝陽。常用於噫氣、嘔吐、喘嗽、吐血、衄血、崩漏、肝陽上亢、眩暈耳鳴等症。

白芨

乃蘭科植物白芨的塊莖，學名Bletilla striata（Thumb.）Reichb.，其性味苦甘澀微寒，入肝、肺、胃經，能收斂止血，消腫生肌，常用於咳血、嘔血、衄血、外傷出血、瘡瘍腫痛、潰瘍久不收口、手足皸裂、塵肺、肺癰、肺結核等症。

大薊

乃菊科植物的全草，學名Ciraium japonicum DC.，其性味為甘涼，歸經入肝經，能涼血，止血，常用於咳血、衄血、崩漏、尿血、瘡癰腫毒等症。

側柏葉

乃柏科植物側柏的枝葉，學名Biota orientalis（L.）Endl.，其性味苦澀微寒，入肺、肝、大腸經，能涼血止血、止咳祛痰，常用於咳血、嘔血、鼻衄、尿血、便血、崩漏、老年慢性支氣管炎等症。

槐花

乃豆科植物槐樹的花蕾，學名Sophora japonica L.，其性味為苦微寒，歸經入肝、大腸經，能涼血止血，常用於咳血、便血、血痢、痔血、崩漏、衄血等症。

蒲黃

乃相蒲科植物水燭的花粉，學名Typha angustifolia L.，其性味甘平，入肝、心包經，能收斂止血，活血祛瘀，常用於咳血、嘔血、尿血、便血、崩漏、創傷出血、心腹疼痛、產後瘀痛、痛經等症。

藕節

乃睡蓮科植物蓮的根莖之間的節，學名Neulumbo nucifera Gaertn，其性味澀平，入肝、肺、胃經，能收澀止血，常用於各種出血症、嘔血、咳血等症。

參三七

乃五加科植物的根，學名Panax notoginseng，其性味為甘微苦溫，歸經入肝、胃經，能祛瘀止血、活血止痛，常用於吐血、衄血、便血、瘀滯疼痛、跌打傷痛等症。

海浮石

乃火成岩類岩石浮石胞孔科動物脊突苔蟲或瘤苔蟲的骨骼，學名Costazia aculeate Canu et Bassler或Costazia costazil Audouin，其性味鹹平，入肝經，能清肺化痰、軟堅散結，常用於痰熱咳嗽、咳痰稠黏、咳血、瘰癧結核等症。

冬蟲夏草

乃肉座菌科植物冬蟲夏草菌，寄生於蝙蝠蛾科昆蟲綠蝙蝠蛾幼蟲體上的子座與幼蟲屍體，學名Cordycops sinensis（Berk.）Sacc.，其性味甘溫，入肺，腎經，能滋肺補腎、止血化痰，常用於肺虛咳血、腎虛陽痿等症。

阿膠

乃驢皮熬製成的膠塊，學名Equus asinus L.，其性味為甘平，歸經入肺、肝、腎經，能補血止血、滋陰潤肺，常用於虛勞咳血、吐血、便血、尿血、崩漏、血虛萎黃、眩暈、心悸、熱病傷陰、虛煩不眠等症。

枸杞葉

乃冬青科植物枸骨的葉，學名Ilex cornuta Lindl.，其性味為微苦涼，歸經入肺、腎經，能養陰清熱、補益肝腎，常用於肺虛咳血、骨蒸潮熱、頭暈耳鳴、腰膝痠痛等症。

西洋參

為五加科多年生草本植物西洋參的根，學名Panax quinquefolium L.，其性味苦甘涼，入肺、胃經，能補肺降火、養胃生津，常用於肺陰不足、虛熱喘咳、咳血、熱病傷陰燥咳等症。

(5) 喉痛

防風

為傘形科防風植物的根，學名Ledebouriella divaricata（Turcz.）Hiroe.，其性味為辛甘微溫，歸經入膀胱、肝、脾經，能祛風解表、勝濕解痙、止瀉、止血（炒炭用），常用於感冒風寒之發熱惡寒、頭痛、身痛，及感冒風熱之發熱惡寒、目赤、咽痛等症。

薄荷

為唇形科植物薄荷的全草，學名Mentha haplocalyx Briq.，其性味辛涼，入肺、肝經，能疏散風熱、清利咽喉、透發痲疹、辟穢解毒。常用於感冒風熱、溫病初起有表症及咽喉紅腫疼痛者。

牛蒡子

為菊科植物牛蒡的成熟果實，學名Arctium lappa L.，其性味辛苦寒，入肺、胃經，疏散風熱、祛痰止咳、消腫解毒、宣肺透疹。常用於外感風熱，咽喉紅腫疼痛及咳嗽咳痰不暢等症。

升痲

為毛茛科植物西升痲或關升痲的根莖，學名Cimicifuga foetida LINN.，其性味為甘辛微寒，歸經入肺、脾、大腸、胃經，能發表透疹、清熱解毒、升舉陽氣，常用於咽喉腫痛、熱毒斑疹、牙齦浮爛惡臭、口舌生瘡、瘡瘍、痲疹透發不暢等症。

西瓜皮

為葫蘆科植物西瓜的外皮，皮色極青翠，中醫稱為西瓜翠衣，學名Cirullus vulgaris Sch，其性味甘寒，入心、胃經，能清熱解暑，瀉熱除煩，常用於暑熱煩渴、小便不利、咽喉腫痛、口舌生瘡等症。

蕎麥根

為蓼科植物野蕎麥的根莖和塊根，學名Fagopyrum vulgare Hill.，其性味甘澀微苦涼，入肺、肝經，能清熱解毒、活血散瘀、祛風濕，常用於肺熱咳嗽、咽喉腫痛、肺癰、咳痰腥臭等症。

鬼針草

為菊科植物鬼針草的全草，學名Bidens pilosac L.，其性味苦平，能清熱解毒、活血散瘀，常用於感冒發熱、咽喉腫痛、腸癰、毒蛇咬傷等。

射干

為鳶尾科植物射干的根莖，學名Belamcanda chinesis，其性味為苦寒，歸經入肺、肝經，能清熱解毒、利咽喉、消痰涎，常用於感受風熱或痰熱壅盛所致的咽喉腫痛、咳嗽氣喘等症。

山豆根

為豆科植物廣豆根的根，學名Sophora tonkinensis Gapnep.，其性味苦寒，入心、肺經，能清熱解毒、利咽喉，常用於咽喉腫痛、肺熱咳嗽及黃疸等症。

馬勃

為馬勃科馬勃菌的子實體，學名Sclerodema citrinum，，其性味辛平，入肺經，能清熱解毒、利咽，常用於咽喉腫痛、咳嗽失音、肺熱咳嗽等症。

橄欖

為橄欖科植物橄欖樹的果實，其性味為甘酸平，歸經入肺、胃經，能清熱解毒、利咽喉、化痰，常用於咽喉腫痛、痰涎壅盛、癲癇等症。

白毛夏枯草

為唇形科植物筋骨草的全草，學名Ajuga becumbens Thunb.，其性味苦寒，入肝、膽經，能清熱解毒、涼血消腫，常用於咽喉腫痛、肺熱咳嗽、熱癤腫痛等症。

半枝蓮

為唇形科植物開頭草的全草，學名Scutellaria barbata D. Don.，其性味辛涼，入肺、胃經，能清熱解毒、利尿消腫，常用於熱毒瘡瘍、毒蛇咬傷、肺癰等症。

柿霜

即柿樹的果實經加工乾燥後，在外表所生的白粉再經加工製成。性味甘涼，入肺、胃經能清熱，潤燥，寧嗽。適用於喉痛，口瘡，肺熱燥咳無痰，癆嗽咳血等症。

桔梗

乃桔梗科植物桔梗的根，學名Platycodon grandiflorum（Jcq.）A.DC.，其性味

為苦辛平，歸經入肺經，能宣肺祛痰、排膿，常用於咳嗽痰多、咽喉腫痛、聲音嘶啞、肺癰等症。

胖大海

乃梧桐科植物胖大海的成熟種子，學名Sterculla lychnophora Hance，其性味為甘寒，歸經入肺、大腸經，能開肺氣、清肺熱、潤腸通便，常用於肺熱聲啞、咽喉疼痛、痰熱咳嗽、熱結便秘等症。

僵蠶

乃蠶蛾科昆蟲家蠶的幼蟲，感染白僵菌而發病而僵死的蟲體，學名Bombyx mori L.，其性味鹹辛平，入肺、肝經，能息風解痙、疏散風熱、化痰散結，常用於痰熱壅盛之驚癇抽搐、頭痛、目赤、咽喉腫痛、風疹搔癢、瘰癧結核等症。

甘草

乃豆科植物甘草的根莖和根，學名Glycyrrhiza uralensis Fisch.，其性味甘平，入十二經，能補中益氣、瀉火解毒、潤肺祛痰、緩和藥性、緩急定痛，常用於咳嗽氣喘、脾胃虛弱、氣血不足、瘡瘍腫毒、咽喉腫痛、腹中攣急作痛等症。

訶子

乃使君子科植物訶子的成熟果實，學名Terminalia chebula Retz.，其性味苦酸澀平，入肺、大腸經，能澀腸止瀉、斂肺利咽，常用於肺虛喘咳、久嗽失音、久瀉久痢、脫肛等症。

蛤蚧

乃守宮科動物蛤蚧除去內臟的屍體，學名Gekko gecko L.，其性味鹹平有小毒，入肺、腎經，能補肺腎、定喘嗽，常用於腎虛氣喘、肺虛咳喘等症。

(6) 久咳不癒

紫蘇子

乃唇形科一年生草本植物紫蘇的果實，學名Perilla frutescens（L.），其性味為辛溫，歸經入肺經，能降氣、消痰、定喘、滑腸，常用於痰壅氣逆、咳嗽氣喘、腸燥便秘等症。

貝母

乃百合科植物有川貝母、土貝母及浙貝母等分別，學名Fritillaria cirrhosa D. Don或Fritillaria thunb ergii Miq.，其性味與歸經為：川貝母苦甘微寒、浙貝母苦寒，入心、肺經，能止咳化痰、清熱散結，常用於肺虛久咳、痰少咽燥、外感風熱咳嗽、鬱火痰結咳嗽、咳痰黃稠、瘰癧、瘡癰腫毒、肺癰、乳癰等症。

甜杏仁

又稱巴旦杏仁、叭噠杏仁，性味甘平，能潤肺止咳，常用於肺虛久咳之症。

馬兜鈴

乃馬兜鈴科植物馬兜鈴的果實，學名Aristolochia debilis Sieb et Zuce或Aristolochia contorta Bge.，其性味為苦微辛寒，歸經入肺、大腸經，能清肺止咳、降氣平喘，常用於肺熱咳嗽、痰壅喘促、肺虛久咳、痰中帶血等症。

紫菀

乃菊科紫菀的根及根莖，學名Aster tataricus L.f.，其性味為辛苦溫，歸經入肺經，能化痰止咳，常用於咳嗽氣逆、咳痰不爽、肺虛久咳、痰中帶血等症。

白石英

乃含氧化硅的石英石，為塊狀的二氧化硅礦石的石英，即石英類之一種六角系棱柱狀白色結晶之礦石，學名為Quartz Album，性味甘微溫，能溫潤肺氣，常用於止咳降逆、鎮靜安神及肺痿咳逆上氣之症。

山藥

乃薯蕷科植物山藥的根莖，學名Dioscorea opposita Thunb.，其性味甘平，入肺、脾經，能補脾胃、益肺腎，常用於肺虛久咳、腎虛夢遺精滑、小便頻數脾胃虛弱，食少體倦、泄瀉、婦女白帶等症。

五倍子

乃漆樹科植物鹽膚木葉上，倍蚜科動物角倍蚜寄生所形成的蟲癭，學名Molaphis chinensis（Bell），其性味為酸寒，歸經入肺、腎、大腸經，能斂肺降火、澀腸止瀉、斂汗、止血，常用於肺虛久咳、久痢久瀉、體虛汗多、痔血、便血等症。

烏梅

乃薔薇科植物梅經加工的未成熟果實，學名Prunus mume（Sieb.）et Zucc，其性味為酸平，歸經入肝、脾、肺、大腸經，能斂肺、澀腸、生津、安蛔，常用於久咳不止、久瀉久痢、虛熱口渴、蛔蟲為患所致的嘔吐腹痛等症。

石斛

乃蘭科植物馬鞭石斛、環草石斛、黃草石斛、金釵石斛或鐵皮石斛的莖，學名D. fimbriatum Hook. Var oculatum Hook.，或Dendrobium loddigesii，或D. Chrysanthum Wll.，或Dendrobium nobile Lindl.，或D. candidum Wll. Ex Lindl.，其性味為甘微寒，歸經入肺、胃、腎經，能滋陰、養胃、生津，常用於熱病傷陰、口乾燥渴、病後津虧虛熱、胃陰不足、舌絳、少津等症。

(7) 胸悶咳嗽

麻黃

為麻黃科植物草麻黃、中麻黃及木賊麻黃的草質莖，或其他含麻黃鹼的同屬植物的草質莖，學名Ephedra sinica Stapf，或Ephedra intermedia Schrenk et C.A. Mey，或Ephedra equisetina Bge.，其性味為辛微苦溫，歸經入肺、膀胱經，能發汗解表、宣肺平喘、利水，常用於治外邪侵襲、肺氣不暢所致的喉癢咳嗽、咳痰不爽，或咳嗽緊迫、胸悶、氣喘等症。

芫花

為瑞香科植物芫花的花蕾，學名Daphne genkwa Sieb，其性味為辛溫，有毒，入肺、脾、腎經，能瀉水逐飲，常用於水腫腹水、留飲脅痛、殺蟲、治癬等症。

巴豆

為大戟科植物巴豆樹的成熟種子，學名Croton tiglium L.，其性味辛熱，有大毒，入胃、大腸經，能瀉下逐水、劫痰、蝕瘡，常用於肺癰、咳嗽胸痛、痰多腥臭、小兒痰壅咽喉、氣急喘促、胸膈脹滿、窒息欲死、寒積便秘、水腫腹水、痰迷心竅、癲癇等症。

厚朴

乃木蘭科喬木厚朴MagnoliaofficinalisRshdetWils.，或凹葉厚朴M.offcinalisRend.etWils.var.bilobaRehd.et.Wils.的乾皮、根皮及枝皮，其性味苦辛溫，入脾、胃、肺、大腸經，能燥濕行氣、降逆平喘，常用於濕阻脾胃、脘腹脹滿、氣滯胸腹脹痛、便秘腹脹、梅核氣、痰濕內蘊、胸悶喘咳等症。

橘皮

乃芸香科小喬木橘CitruereticulateBlanco及其栽培變種的成熟果皮，其性味辛苦溫，入脾、肺經，能行氣除脹滿、燥濕化痰、健脾和中，常用於肺氣壅滯、胸膈痞滿、脾胃氣滯、脘腹脹滿、濕阻中焦、脘腹痞脹、便溏泄瀉、痰多咳嗽、脾虛飲食減少、消化不良、噁心嘔吐等症。

枳實

乃芸香科小聊木酸橙CitrusaurantiumL.及其摘陪變種，或甜橙C.sinensisOsbeck的幼果，其性味為苦微寒，歸經入脾、胃、大腸經，能行氣除脹滿、化痰開痹、消積導滯，常用於胸腹脹滿、胸痹結胸、痰多咳嗽、風痰眩暈、食積停滯、便秘腹痛、瀉痢不暢、裡急後重等症。

瓜蔞皮

乃葫蘆科藤本植物栝蔞TrichosantheskiritowiiMaxim，或雙邊栝蔞T.unifloraHao.的成熟果皮，其性味為苦寒，歸經入肺、胃經，能行氣除脹滿、化痰開痹、清肺止咳，常用於胸腹脹滿、胸痹結胸、肺熱咳嗽等症。

佛手

乃芸香科小喬木或灌木佛手柑CitrusmedicaL.var.sarcodatylisSwingle的果實，其性味為辛苦酸溫，歸經入肺、脾、胃、肝經，能疏肝理氣、化痰寬胸，常用於胸肋疼痛、胸腹脹痛、肺氣鬱滯胸悶、脾胃氣滯、痰多咳嗽等症。

沉香

乃瑞香科喬木沉香AquilariaagallochaRoxb.及白木香A.sinensis（Lour.）Gilg含有樹脂的木材，其性味為辛苦溫，歸經入脾、胃、腎經經絡作用，能降氣止嘔，溫腎納氣，行氣止痛。常用於嘔吐呃逆、腎不納氣的虛喘、胸腹脹痛等症。

皂莢

乃豆科植物皂莢樹的果實，學名Gleditsia sinensis Lam.，其性味辛溫有小毒，入肺、大腸經，能袪痰、開竅，常用於寒濕壅滯、胸悶喘咳、痰多而咳吐不爽、猝然昏迷、口噤不開、癲癇痰盛、關竅阻閉等症。

白芥子

乃十字花科植物白芥的成熟種子，學名Brassica alba（L.），其性味辛溫，入肺經，能祛痰利氣、散結消腫，常用於寒痰壅滯、胸滿脅痛、咳嗽氣逆痰多、痰注肢體、關節疼痛、流注陰疽等症。本品辛散容易耗氣，性溫容易動火傷陰，故對肺虛久咳、陰虛火旺及胃火熾盛者忌用。

旋覆花

乃菊科植物線葉旋覆花或旋覆花的頭狀花序，學名Inula japonica Thunb，其性味為苦辛鹹微溫，歸經入肺、脾、胃、大腸經，能消痰平喘、降逆下氣，常用於喘咳多痰、噫氣、嘔吐等症。

海蛤殼

乃文蛤科動物文蛤或青蛤等的貝殼，學名Meretrix meretrix L.或Cydina sinesis（Gmelin），其性味苦鹹平，入肺、腎經，能清肺化痰、軟堅散結，常用於痰火鬱結、胸脅疼痛、痰多喘咳、瘰歷、癭癧等症。

合歡皮

乃豆科植物合歡的樹皮，學名Albizza julibrissin Durazz.，其性味甘平，入心、脾、肺經，能安神、活血、消癰腫，常用於肺癰、瘡腫、心煩失眠、跌打損傷、骨折疼痛等症。

(8) 其他

辛夷

為木蘭科植物武當玉蘭、望春花或玉蘭的花蕾，學名Magnolia sprengeri Pamp或Magnolia biondii Pamp or Magnolia denudata Desr.，其性味辛溫，入肺、胃經，能散風、通竅，常用於鼻淵鼻塞，流涕腥臭等症。

葛根

為豆科植物粉葛的根，學名Pueraria lobata（WILLD.）OHWI，其性味甘辛平，入脾，胃經，能解表、透疹、生津、止瀉，常用於感冒、發熱、惡寒、無汗、項強等症。

柴胡

為傘形科植物北柴胡或狹葉柴胡等的根或全草，學名Bupleurum chinenseDC.

或B. scorzonerifolium WILLD.，其性味苦平，入心包絡、肝、三焦、膽經，能解表、退熱、疏肝解鬱、升舉陽氣，常用於感冒、發熱等症。

豆豉

為豆科植物大豆黑色的種子（即黑大豆），經加工發酵而成，學名Glycine max (L.) MERR.，其性味辛甘微苦寒（或因製作方法不同，有偏於辛微溫者），入肺、胃經，能解表、除煩，常用於傷風感冒、發熱、惡寒、頭痛等症。

浮萍

為浮萍科植物紫浮萍的全草，學名Spirodela polyrrhiza（Linn.）Schleid.，其性味辛寒，入肺經，能發汗解表、利水，常用於感冒發熱無汗，痲疹隱隱不出，或疹出不透等。

木賊草

為木賊科植物木賊的全草，學名Equisetum hyemale LINN，其性味甘苦平，入肺、肝、膽經，能疏風熱、退翳膜，常用於風熱引起的目赤翳障等症。

虎耳草

為虎耳草科值物虎耳草的新鮮全草，學名Saxifraga stolonifera Meerb.，其性味苦辛寒，有小毒，入肺、膽經，能清熱、涼血、解毒，常用於肺癰咳吐膿痰、耳中流膿水等症。

敗醬草

為敗醬草科植物白花敗醬的全草，學名Patrinia villosa juss.，其性味辛苦微寒，入胃、大腸、肝經經絡作用，能清熱解毒、消癰排膿、活血行瘀，常用於腸癰、肺癰、瘡癰腫毒。

牽牛子

為旋花科植物牽牛或圓葉牽牛的種子，學名Pharbitis nil（L.）或Pharbitis purpurea（L.），其性味為苦寒，歸經有毒，入肺、腎、大腸經，能瀉水消腫、祛痰逐飲、殺蟲攻積，常用於水腫腹水、二便不利、腳氣、痰壅氣滯、咳逆喘滿、蟲積腹痛等症。

甘遂

為大戟科植物甘遂的塊根，學名Euphorbia Kansui T.N. Loiu ex T.P.Wang，其性味苦寒，有毒，入肺、脾、腎經，能瀉水逐飲、消腫散結，常用於水腫腹水、留飲胸痛、癲癇、濕熱腫毒之症。

大戟

為茜草科植物紅芽大戟或大戟科植物京大戟的根，學名Euphorbia pekinensis Rupr. 或 Knoxia valerianoides Thorel，其性味苦寒，有毒，入肺、脾、腎經，能瀉水逐飲、消腫散結，常用於水腫腹水、留飲胸痛、瘡癰腫痛、瘀脹等症。

茯苓

為多孔菌科真菌茯苓Poriacocos（Schw.）Wolf 菌核的白色部份，其性味甘淡平，入心、肺、脾、腎經，能利水滲濕、健脾、化痰、寧心安神，常用於小便不利、水腫、痰飲咳嗽、痰濕入絡、肩背痠痛、心悸、脾虛泄瀉等症。

澤瀉

乃澤瀉科沼澤植物澤瀉Alismaorientalis（Sam.）Juzep 的塊莖，其性味甘寒，入腎、膀胱經，能利水滲濕、泄熱，常用於小便不利、水腫、泄瀉、淋濁、帶下、痰飲停聚、眩暈等症。

薏苡仁

乃禾本科草本植物薏苡Coixlacryma-jobiL.var.ma-yuen（Roman）S-tapf的成熟種仁，其性味甘淡、微寒，入脾、腎、肺經，能利水滲濕、健脾、除痺、排膿消癰，常用於小便不利、水腫、腳氣、濕溫、泄瀉、帶下、濕滯痺痛、筋脈拘攣、肺癰、腸癰等症。

車前子

乃車前科草植物車前PlantagoasiaticaL.，或平車前P.depressawilld的成熟種子，其性味為甘寒，歸經入肝、腎、小腸、肺經，能清熱利水通淋、滲濕止瀉、清肝明目、祛痰止咳，常用於小便不利、淋瀝澀痛、水腫、濕熱泄瀉、目赤腫痛、眼目昏花、咳嗽痰多等症。

桃仁

乃薔薇科小喬木桃或山桃的成熟種子，學名Prunuspersica（L.）或Batsch

P.davidiana（C.rr.）Franch，其性味苦甘平，入心、肝、大腸經，能活血祛瘀，潤腸通便。常用於癥瘕結塊、肺癰腸癰、跌仆傷痛、經閉痛經、產後瘀痛、腸燥便秘等症。

天南星

乃天南星科植物擬天南星及天南星，或其他同屬近似植物的球狀塊莖，學名Arisaema erubescens（Wall.）Schott，其性味為苦辛溫有毒，歸經入肺、肝、脾經，能燥濕化痰、祛風解痙，常用於頑痰咳嗽、胸膈脹悶、風痰眩暈、癲癇、中風、破傷風、口噤強直等症。

白附子

乃天南星科植物獨角蓮的塊莖，或毛茛科植物黃花烏頭的塊根，學名Typhonium gigante-um Engl.，其性味辛溫有毒，入胃經，能祛風痰、逐寒濕，常用於中風、口眼喎斜、寒濕疼痛、偏正頭痛症。

天竺黃

乃禾本科植物淡竹等因病而生成在節內的塊狀物，其性味甘寒，入心、肝經，能清化熱痰、涼心定驚，常用於痰熱驚搐，中風痰壅等症。

昆布

乃昆布（海帶）科植物或翅藻科植物鵝掌菜等的葉狀體，學名Laminaria japonica Are-sch.，或Ecklonia Kurome Okam.，其性味為鹹寒，歸經入肝、胃、腎經，能消痰結、散癭瘤，常用於癭瘤、瘰癧等症。

海藻

乃馬尾藻科植物海蒿子（大葉海藻）或羊栖藻（小葉海藻）的葉狀體，學名Sargassum pallidum（Turn.）C.Ag.或Sargassum fusiforme（Harv.）Setch，其性味為苦鹹寒，歸經入肝、胃、腎經，能消痰結、散癭瘤，常用於痰涎結核，癭瘤、瘰癧等症。

瓦愣子

乃蚶科動物魁蚶、泥蚶或毛蚶的貝殼，學名Arca inflata Reeve或Arca subcrenata Lischke or Arca gianosa L.，性味鹹平，入肺、胃、肝經，能散結、消痰，常用於癥瘕痞塊、老痰積結等症。

石菖蒲

乃天南星科植物石菖蒲的根莖，學名Acorus gramineus Soland，乃性味辛溫，入心、肝經，能化痰濕、開竅、和中辟穢，常用於痰濕蒙蔽清竅、高熱引起的神昏、癲狂、痴呆，耳鳴、耳聾、胸腹脹悶、噤口痢等症。

磁石

乃等軸晶系天然的磁鐵礦石Magnetite，其性味辛寒，入肝、腎經，能重鎮安神、納氣平喘、益腎潛陽，常用於腎虛氣喘、神志不安、心悸征忡、失眠、惊癇、頭暈目眩，眼目昏糊，耳鳴、耳聾等症。

遠志

乃遠志科植物遠志或卵葉遠志的根皮，學名Polygala tenuifolia Willd.或Polygala sibirica L.，其性味苦辛溫，入肺、心、腎經，能安神、祛痰、消癰，常用於咳嗽痰多、痰迷神昏、驚悸、失眠等症。

黨參

乃桔梗科植物黨參或素花黨參的根，學名Codonopsis pilosula（Franch.）Nannf.，或Codonopsis modesta Nannf.，其性味甘平，入脾、肺經，能補中益氣，常用於氣急喘促、氣虛不足、倦怠乏力、脾虛食少、面目浮腫、久瀉脫肛等症。

黃耆

乃豆科植物內蒙黃耆、膜莢黃耆或其他同屬相近種植物的根，學名Astragalum membranaceus（Fisch.）Bge.，或Astragalus membranaceus Bge. Var. monoholicus（Bge.）Hsiao.，其性味甘微溫，入脾、肺經，能補氣升陽、固表止汗、托瘡生肌、利水退腫，常用於氣虛衰弱、倦怠乏力、中氣下陷、脫肛、子宮脫垂、表虛不固的自汗症、氣血不足、瘡瘍內陷、膿成不潰、久潰不斂、水腫、腳氣、面目浮腫等症。

白朮

乃菊科植物白朮的根莖，學名Atractylodes macrocephala Koidz，其性味苦甘溫，入脾、胃經，能補脾燥濕、利水、止汗，常用於水濕停留、痰飲、水腫、脾胃虛弱、食少脹滿、倦怠乏力、泄瀉等症。白朮有補脾燥濕的作用，故可用於脾胃虛弱、食少倦怠、脾虛濕困、腹脹泄瀉、表虛自汗等症。

3 常見的中藥止咳處方

以下處方均可使用科學中藥濃縮粉劑，因為科學中藥都是合格的製藥廠商依照國家標準，根據傳統醫學典籍，加上科學實驗所製成固定比例的藥粉，安全、方便且有效。

一般而言，十二歲以上者每人每次約可使用四至六公克。服用時，以溫開水約四十c.c的量將藥粉攪匀後服下，然後再喝點溫開水即可，一日三次。十二歲以下份量則須減半。

但是每個人的體質與病情都不盡相同，使用前宜請教中醫師，以免產生副作用或症狀加劇。

(1) 寒咳、畏冷

導痰湯（清《湯頭歌訣》）

咳嗽、痰涎壅盛、寒痰膠固、惡心發熱、背寒、無食慾、中風痰盛、眩暈，「導痰湯」主之。其組成為薑半夏、茯苓、陳皮、甘草、膽星、枳實、生薑，能鎮咳豁痰，惟乾咳、咳血、舌暗紅、口渴者忌之。

金沸草散（清《湯頭歌訣》）

風熱咳嗽、痰多黃濁壅盛，「金沸草散」主之。其組成為旋覆花、前胡、細辛、半夏、荊芥、甘草、赤茯苓、生薑、大棗，能清熱祛痰止咳，對感冒頭痛、胸悶、支氣管炎、氣管炎、慢性氣逆喘息都有其療效，惟高燒、口渴舌紅絳、虛弱性氣促者忌用。

三子養親湯（清《湯頭歌訣》）

痰多咳嗽、喘滿氣逆、舌苔白膩，「三子養親湯」主之。其組成為白芥子、蘇子、萊菔子，能止咳除痰定喘，對支氣管炎、氣管炎、哮喘、胃炎都有其療效，惟肺炎、急性炎症、乾咳、咳血者忌用。

金水六君煎（清《湯頭歌訣》）

肺腎虛寒、水泛為痰，或年邁陰虛、血氣不足，外受風寒、咳嗽多痰、氣急、嘔惡，「金水六君煎」主之。其組成為當歸、熟地、薑半夏、茯苓、陳皮、甘草，能健胃除痰，對虛弱患者之痰多難咳而咳嗽口渴，但不欲飲者有其療效，惟急性炎症之喘咳忌用。

麻杏甘石湯（漢《傷寒論》）

高燒、咳嗽、口渴喜飲、脈搏快且滑，「麻杏甘石湯」主之。其組成為麻黃、杏仁、炙甘草、石膏，能清肺、平喘、泄熱、止咳，對於外感風邪所引起的發燒、咳逆、呼吸急促、鼻痛、口渴，出汗多或沒有汗，患者舌苔呈現薄白色或黃色，脈搏快數且滑者都可使用。所以中醫常使用在百日咳、肺炎引起的咳嗽、支氣管病變等症。惟須注意：寒症咳嗽（鼻流清涕、畏寒怕風）、虛喘、肺虛、心臟病患者，不宜使用。

柴胡桂枝湯（漢《傷寒論》）

低燒不退，多日咳嗽，但無明顯症狀的咳嗽，「柴胡桂枝湯」主之，或是久咳，頭痛多日，亦可用之；或是咳嗽兼有慢性腸胃炎者，也很適合。

射干麻黃湯（漢《金匱要略》）

咳而氣上衝逆，在喉中有水與氣相觸之聲連連不絕，為肺經寒，宜予「射干麻黃湯」。其組成為射干、麻黃、生薑、細辛、紫苑、款冬花、五味子、大棗、半夏，《內經》曰：「肺苦氣上逆，急食苦以瀉之。」射干紫苑之苦，可泄逆氣；麻黃、生薑、細辛、半夏、款冬花之辛，可瀉風邪；五味子之酸，以補不足；大棗之甘可補其虛；是以辛溫藥散外寒為主也。

皂莢圓（漢《金匱要略》）

咳逆上氣，惟時時唾濁痰涎多，且氣逆甚但坐不得眠，此痰氣濁唾，壅塞於肺為病而不得臥，是上焦有熱，痰血包裹，結聚成患，表示肺癰之證將成矣，不可不急為其宣通其結聚，而後津液徐生，枯乾獲潤也，故用「皂莢圓」宣壅導滯，利竅消風，其組成為皂莢、棗膏。

小青龍加石膏湯（漢《金匱要略》）

肺脹，咳而氣逆，煩躁而喘，脈浮者，心下有水（寒痰），是外傷風寒，內有水氣，應以「小青龍加石膏湯」來發汗解煩躁則癒。

厚朴麻黃湯（漢《金匱要略》）

咳而不氣逆，脈浮者，乃風寒病在外也，應以「厚朴麻黃湯」散外邪為主。其組成為厚朴、麻黃、石膏、杏仁、半夏、乾薑、細辛、小麥、五味子。乃以麻黃去風散肺逆，與半夏、細辛、乾薑、五味子、石膏同用可解表行水；以厚朴健運脾氣，使水自下泄；杏仁下氣去逆；小麥入心經，能通火氣，以火能生土，助脾而共成決水之功也。

甘遂半夏湯（漢《金匱要略》）

伏飲者乃留飲膈上，伏而不出，發作有時，或值秋寒，或感春風，發則必喘滿咳吐痰盛，寒熱背痛腰疼，咳劇則目泣自出，咳甚則振振身動，世俗所謂「吼喘病」，宜「甘遂半夏湯」，其組成為甘遂、半夏、芍藥、甘草。

十棗湯（漢《金匱要略》）

飲後水流在脅下，不上不下，懸結不散，咳唾引痛，脈沉而弦（**脈沉，病在裡也；脈弦，為痛為飲為癖；意即懸飲結積在內作痛**），形氣實者宜「十棗湯」，其組成為芫花、甘遂、大戟。此外，久咳之人，若其脈弦，為痰飲在內為患，逆氣上衝，亦需以「十棗湯」，使水邪有所制，斯下注而免於上厥也。若支飲（**積水在膈之上下**），咳煩（**水乘肺則咳，水乘心則煩**），胸中痛（**水結胸則痛**），其人形氣俱實，不卒死，至一百日，或一歲，仍宜十棗湯。

生薑半夏湯（漢《金匱要略》）

病人胸中似喘不喘，似嘔不嘔，似噦不噦，徹心中憒憒然無奈者，乃寒飲內結，難以猝消，宜「生薑半夏湯」主之，其組成為半夏、生薑。

桑菊飲（清《溫病條辨》）

太陰風溫，但咳（熱傷肺絡），不甚熱（病不重也），微渴者（熱不甚也），故以辛涼輕劑，桑菊飲主之，其組成為杏仁、連翹、薄荷、桑葉、菊花、苦梗、甘草、葦根。

杏蘇散（清《溫病條辨》）

燥傷本臟，頭微痛惡寒，咳嗽稀痰，鼻塞嗌塞，脈弦無汗（寒兼飲，涼搏皮毛），「杏蘇散」主之，其組成為蘇葉、半夏、茯苓、前胡、苦桔梗、枳殼、甘草、生薑、大棗、橘皮、杏仁。若無汗脈弦甚或緊者，加羌活微透汗；若汗後咳不止，去蘇葉羌活，加蘇梗；兼泄瀉腹滿者，加蒼朮、厚朴；頭痛兼眉稜骨痛者，加白芷；熱甚加黃芩，泄瀉腹滿者不用。

杏仁薏苡湯（清《溫病條辨》）

風暑寒濕，雜感混淆，氣不主宣，咳嗽頭脹，不飢，舌白，肢體若廢，「杏仁薏苡湯」主之，其組成為杏仁、薏苡、桂枝、生薑、厚朴、半夏、防己、白蒺藜。

(2) 熱咳、燥咳

二陳湯（清《湯頭歌訣》）

咳嗽、痰濁、胃中寒濕，「二陳湯」主之。其組成為薑半夏、茯苓、陳皮、甘草，能止咳祛痰、健胃止嘔，對支氣管痙攣、慢性支氣管炎、氣管炎、慢性胃炎嘔吐都有其療效，惟口渴舌紅、無苔少津者忌用。

清氣化痰丸（清《湯頭歌訣》）

熱感咳久，或飲食不節、咳痰黃稠、胸膈不快，「清氣化痰丸」主之。其組成為薑半夏、膽星、橘紅、枳實、杏仁、去油栝蔞仁、酒炒黃芩、茯苓，能清化熱痰、順氣寬胸、寧嗽定喘、開胃進食。惟急性咳喘初起者忌之。

小柴胡湯（漢《傷寒論》）

嘴巴覺得苦苦的，咽喉乾乾的，往來寒熱（一下子發熱一下子發冷）、默默不欲飲食的咳嗽，或惡心欲嘔者，「小柴胡湯」主之。其組成為柴胡、半夏、人參、黃芩、炙甘草、生薑、大棗，能和解表裡的毛病，中醫常使用在感冒經過三五日尚未退熱，但有咳黏痰的咳嗽，或急慢性支氣管炎、扁桃腺炎、中耳炎（耳朵容易流膿）等症，若是脅肋脹痛、喘咳吐痰，但大便正常的咳嗽，「小柴胡湯」亦主之。

桔梗湯（漢《金匱要略》）

咳而胸滿，畏寒顫抖，脈搏跳動快速，咽喉乾但不渴，時時湧出濃濁痰液，腥臭久久，吐膿如米粥者，此為經絡不和之肺癰，可以「桔梗湯」解肺毒、排癰膿而止咳也。其組成為桔梗、甘草。

麥門冬湯（漢《金匱要略》）

咳嗽，火逆上氣，咽喉若有物相礙不爽利，此乃胃中津液枯燥，虛火上炎之證，應以治本之良法「麥門冬湯」止其火逆，下其上氣。其組成為麥門冬、半夏、人參、甘草、粳米、大棗。凡病有胃氣則生，無胃氣則死，胃氣者，肺之母氣也。此方於麥冬、人參、甘草、粳米等大補中氣大生津液隊中，增入半夏之辛溫一味，其利咽下氣，實善用半夏之功，擅古今未有之奇矣。

甘草乾薑湯（漢《金匱要略》）

肺痿吐涎沫而不咳者，此為肺中有冷飲，其人不渴，必遺尿小便數，頭眩多涎唾，乃上焦陽虛，不能制約下焦陰水，下焦之水泛上而唾涎沫，宜「甘草乾薑湯」以溫散肺之寒飲也，其組成為甘草、乾薑兩味藥。若服湯已渴者，屬消渴病，不但非肺中熱，亦非肺中冷，乃胃中熱也，則不當以屬肺中冷寒飲治之，當以屬胃中熱消渴治之。

半夏厚朴湯（漢《金匱要略》）

婦人有痰涎如同炙肉，咳之不出，嚥之不下者，即梅核氣病，此病得於七情鬱氣，凝涎而生，宜「半夏厚朴湯」，其組成為半夏、厚朴、茯苓、生薑、紫蘇葉。即用半夏、厚朴、生薑之辛以散結、苦以降逆；以茯苓佐半夏以利飲行涎；以紫蘇芳香以宣通鬱氣，俾氣舒涎去，病自癒。

半夏湯

溫病癒後，嗽稀痰而不咳，徹夜不寐者，此乃中焦陽氣素虛之人，偶感溫病，醫以辛涼甘寒或苦寒來清溫熱，不知十衰七八之戒，用藥過劑，以致中焦反停寒飲，令胃不和，故不寐也，宜半夏湯主之，即以半夏逐痰飲而和胃，以秫朮米（高粱）秉燥金之氣而成，故能補陽明燥氣之不及，而滲其飲，飲退則胃和，寐可立至。

白虎湯（清《溫病條辨》）

手太陰暑溫，或已經發汗，或未發汗，而汗不止，煩喝而喘，脈洪大有力者，「白虎湯」主之，其組成為生石膏、知母、生甘草、白粳米。

五汁飲（清《溫病條辨》）

溫病病後肌膚枯燥，小便溺管痛，或微燥咳，或不思飲食，此由中焦胃用之陰不降，胃體之陽獨亢，故應以「五汁飲」之甘潤法，救胃用、配胃體，則自然欲食而不再燥咳了。五汁飲組成為梨汁、荸薺汁、鮮葦根汁、麥冬汁、藕汁（**或用甘蔗汁**），臨時斟酌多少，和勻涼服。

三甲復脈湯（清《溫病條辨》）

燥久傷及肝腎之陰，上盛下虛，晝涼夜熱，或乾咳，或不咳，甚則痙厥者，「三甲復脈湯」主之，其組成為炙甘草、乾地黃、生白芍、麥冬、阿膠、麻仁、生牡蠣、生鱉甲、生龜板。

清燥救肺湯（清《溫病條辨》）

諸氣膹鬱（屬於肺之燥也），諸痿喘嘔之因於燥者（諸痿喘嘔之屬於上者，亦屬於肺之燥也），以「清燥救肺湯」主之，其組成為石膏、甘草、霜桑葉、人參、杏仁、胡麻仁、阿膠、麥冬、枇杷葉，若痰多加貝母、瓜蔞，血枯加生地黃，熱甚加羚羊角或加牛黃。

沙參麥冬湯（清《溫病條辨》）

燥傷肺胃陰分，或熱或咳者，「沙參麥冬湯」主之，以甘寒救其津液，組成為沙參、玉竹、生甘草、冬桑葉、麥冬、生扁豆、花粉，若久熱久咳者，加地骨皮。

杏仁湯（清《溫病條辨》）

舌白渴飲，咳嗽頻仍，寒從背起，伏暑所致，名曰肺瘧，「杏仁湯」主之，以輕宣肺氣，其組成為杏仁、黃芩、連翹、滑石、桑葉、茯苓、白蔻皮、梨皮。

清絡飲加味（清《溫病條辨》）

手太陰暑溫，但咳無痰，咳聲清高者，金音清亮，偏於火而不兼濕，「清絡飲」加甘草、桔梗、甜杏仁、麥冬、知母主之，即用清絡飲中的鮮荷葉邊、鮮銀花、西瓜翠衣、鮮扁豆花、絲瓜皮、鮮竹葉心來清肺絡中無形之熱，以甘草、桔梗來開提，以甜杏仁利肺而不傷氣，以麥冬、知母保肺陰而制火。

人參烏梅湯（清《溫病條辨》）

久痢傷陰，口渴舌乾，微熱微咳，故知其陰液太傷，熱病液涸，急以救陰為務，「人參烏梅湯」主之，其組成為人參、蓮子炒炙甘草、烏梅、木瓜、山藥。

(3) 哮喘

小青龍湯（漢《傷寒論》）

咳逆，倚息（呼吸急促）不得臥（無法好好睡覺），乃內有痰飲外又受寒，宜「小青龍湯」的辛溫大散之性以驅內飲外寒，其組成為麻黃、芍藥、乾薑、甘草、桂枝、細辛、半夏、五味子。

越婢加半夏湯（漢《金匱要略》）

咳而氣逆，此為肺脹，其人肩息而喘急，目如脫狀，脈浮大者，乃外邪內飲填塞肺中，應以「越婢加半夏湯」主之，外疏皮毛，內降氣逆。其組成麻黃、石膏、生薑、大棗、甘草、半夏，主要是以麻黃散表邪，石膏清內熱，甘草大棗養正緩邪，半夏生薑散逆下氣也。

澤漆湯（漢《金匱要略》）

咳而不氣逆，脈沉者，乃痰飲病在裡也，應以「澤漆湯」以逐內飲為主。其組成為半夏、紫參、澤漆、生薑、白前、甘草、黃芩、人參、桂枝。脈沉為水病，以澤漆為君，能消痰行水；水性陰寒，桂枝能行陽氣以導之；用人參、紫參、白前、甘草，補脾順肺，制水利水；再以黃芩苦以泄之，半夏、生薑辛以散之也。

(4) 胸悶咳嗽

潤下丸（清《湯頭歌訣》）

痰鬱胸悶，「潤下丸」主之。其組成為鹽水炒陳皮、炙甘草，能寬胸化痰，對胃腸內脹氣、氣逆胸悶都有其療效，惟內熱口渴者忌用。

順氣消食化痰丸（清《湯頭歌訣》）

五更咳嗽、酒食生痰、胸膈脹悶，「順氣消食化痰丸」主之。其組成為薑半夏、膽星、陳皮、青皮、蘇子、沉香、炒萊菔子、葛根、神麴、生薑、炒麥芽、炒山楂、炒杏仁、製香附，能健胃消食化痰，對因飲食不節而消化不良之痰多作咳，及嗜酒者痰多胸悶作咳有其療效。惟高燒、急性呼吸道發炎者忌之。

香附旋覆花湯（清《溫病條辨》）

伏暑濕溫脅痛，或咳或不咳，無寒但潮熱，或竟寒熱如瘧狀，不可誤認柴胡證，應「香附旋覆花湯」主之；久不解者，間用「控涎丹」。香附旋覆花湯組成為生香附、旋覆花、蘇子霜、廣皮、半夏、茯苓塊、薏仁。控涎丹組成為甘遂、大戟、白芥子、神麴。

烏頭赤石脂圓湯（漢《金匱要略》）

咳嗽，心痛徹背，背痛徹心，乃連連痛而不休，陰寒邪甚，浸浸乎陽光欲熄，宜「烏頭赤石脂圓湯」一派大辛大熱來逐出陰邪，既有附子之溫，復用烏頭之迅，佐乾薑行陽，大散其寒；佐蜀椒下氣，大開其鬱；但恐過於大開大散，故復佐赤石脂入心，以固澀而收陽氣。

栝蔞薤白白酒湯（漢《金匱要略》）

咳嗽，唾多，喘息，呼吸短氣，胸背痛，寸口脈沉而遲，乃上焦內臟寒氣滯，關上脈小緊數，主中焦氣急寒痛，宜以「栝蔞薤白白酒湯」用辛以開胸痺，用溫以行陽氣也。栝蔞薤白白酒湯組成為栝蔞、薤白、白酒。

栝蔞薤白半夏湯（漢《金匱要略》）

咳嗽，唾多，喘息，呼吸短氣，胸背痛，且不得臥，心痛徹背者（痛甚而氣逆），宜用上述方劑大加半夏以降逆，故用「栝蔞薤白半夏湯」。

薏苡附子散（漢《金匱要略》）

咳唾喘息，胸痺痛時緩時急，當審其緩急而施治，故以「薏苡附子散」急通痺氣，以迅掃陰邪。其中薏苡能下氣寬胸，附子溫中散邪，為邪盛甚而陽微亦甚者良方也。

(5) 其他

溫膽湯（清《湯頭歌訣》）

咳嗽、痰氣上逆、嘔吐口苦、虛煩、驚悸不眠，「溫膽湯」主之。其組成為薑半夏、茯苓、陳皮、甘草、竹茹、枳實、生薑、大棗，能祛痰、利膽定驚。惟咳多痰少、急性呼吸道炎症者忌之。

苓桂朮甘湯（漢《金匱要略》）

心下有痰飲（痰飲之水流在膈間），胸脅支滿，支滿阻礙陽氣，不得上通於頭目，故目眩也。宜以茯苓淡滲以利水飲，桂枝宣導以行陽氣，白朮去濕健脾，甘草和平益氣，同為補土制水之劑。

厚朴大黃湯（漢《金匱要略》）

支飲（積水在膈之上下），飲後水停於胸，咳逆礙息，短氣不得臥，其形如水腫狀，宜用「木防己湯」或「葶藶大棗湯」。若支飲腹滿，邪在胃也，宜用「厚朴大黃湯」，其組成為厚朴、大黃、枳實。

木防己湯（漢《金匱要略》）

膈間支飲，其人喘滿，心下痞堅（水盤結連引膈間），面色黧黑（水邪深結之色），其脈沉緊，得之數十日，醫吐下之不癒，宜「木防己湯」開三焦水結，通上中下之氣，其組成為木防己、石膏、桂枝、人參。方中用人參以吐下後傷正也，故水邪虛結者，服之即癒。若實者三日復發，復與不癒者，宜木防己湯去石膏，加茯苓、芒硝。

柏葉湯（漢《金匱要略》）

喝酒者極飲過度，發生咳嗽，必致吐血，此因原本肺傷已極，又為咳所擊動，一定會吐血，當以清酒熱為主治之。若吐血不止者，應以「柏葉湯」治之。所謂吐血之病，熱傷陽絡，當清其熱；勞傷陽絡，當理其損。柏葉能止吐血，乾薑止唾血，艾葉、馬通汁亦止吐血，四味皆辛溫行陽之品，使血歸經，遵行隧道，而血自止。

防己黃耆湯（漢《金匱要略》）

視人之目，裹上微擁如蠶新臥起狀，其頸脈動（頸脈人迎脈也，水邪干土，故頸脈動），時時咳（水之本在腎，水之標在肺，水之運行失常故時時咳），按其手足上陷而不起者（風水搏於手足，跗屬肌肉之間，按而散之，猝不能聚，故陷下而不起也），乃風水病（外風內水也），若其脈浮身重（風及身重腫也），汗出惡風者（表虛），宜「防己黃耆湯」，其組成為防己、黃耆、蒼朮、生薑、大棗、甘草。

竹葉湯（漢《金匱要略》）

產後血虛汗多而中風，病痙但未至背反張，發熱面正赤，喘而頭痛，「竹葉湯」主之以發散太陽陽明兩經風邪，其組成為竹葉、葛根、防風、桔梗、桂枝、人參、甘草、附子、大棗。

越婢加朮湯（漢《金匱要略》）

痛在骨節，咳而喘不渴者，此為肺脹，其狀如腫，乃水寒傷肺，氣攻於表，有如腫病，而實同皮水（渴而不惡寒者），宜「越婢加朮湯」發汗即癒，其組成為麻黃、石膏、白朮、生薑、甘草、大棗。

小半夏湯（漢《金匱要略》）

黃疸病，小便色不變，大便欲自利，腹滿而喘（脾氣虛而肺氣不利），不可除熱，熱除必噦，噦者「小半夏湯」主之，其組成為半夏、生薑。

小半夏加茯苓湯加味（清《溫病條辨》）

兩太陰暑溫（手太陰肺經與足太陰脾經），咳而且嗽，咳聲重濁，痰多不甚渴，渴不多飲者，此暑溫兼水飲，宜「小半夏加茯苓湯」蠲飲和中，再加厚朴杏仁利肺瀉濕，預奪其喘滿之路也。

生脈散（清《溫病條辨》）

若手太陰暑溫，汗多脈散大，其陽氣發泄太甚，內虛不相留戀，喘喝欲脫者，「生脈散」主之，其組成為人參、麥冬、五味子。

常見的中藥止咳處方簡表

症狀	處方
寒咳、畏冷	漢《傷寒論》：麻杏甘石湯、柴胡桂枝湯 漢《金匱要略》：射干麻黃湯、皂莢圓、小青龍加石膏湯、厚朴麻黃湯、甘遂半夏湯、十棗湯、生薑半夏湯 清《溫病條辨》：桑菊飲、杏蘇散、杏仁薏苡湯 清《湯頭歌訣》：導痰湯、金沸草散、三子養親湯、金水六君煎

熱咳、燥咳	漢《傷寒論》：小柴胡湯、半夏湯 漢《金匱要略》：桔梗湯、麥門冬湯、甘草乾薑湯、半夏厚朴湯 清《溫病條辨》：白虎湯、五汁飲、三甲復脈湯、清燥救肺湯、沙參麥冬湯、杏仁湯、清絡飲加味、人參烏梅湯 清《湯頭歌訣》：二陳湯、清氣化痰丸
哮喘	漢《傷寒論》：小青龍湯 漢《金匱要略》：越婢加半夏湯、澤漆湯
胸悶咳嗽	漢《金匱要略》：烏頭赤石脂圓湯、栝蔞薤白白酒湯、栝蔞薤白半夏湯 清《溫病條辨》：香附旋覆花湯、薏苡附子散 清《湯頭歌訣》：潤下丸、順氣消食化痰丸
其他	漢《金匱要略》：苓桂朮甘湯、厚朴大黃湯、木防己湯、柏葉湯、防己黃耆湯、竹葉湯、越婢加朮湯、小半夏湯 清《溫病條辨》：小半夏加茯苓湯加味、生脈散 清《湯頭歌訣》：溫膽湯

第四章

與咳喘相關的疾病或症狀

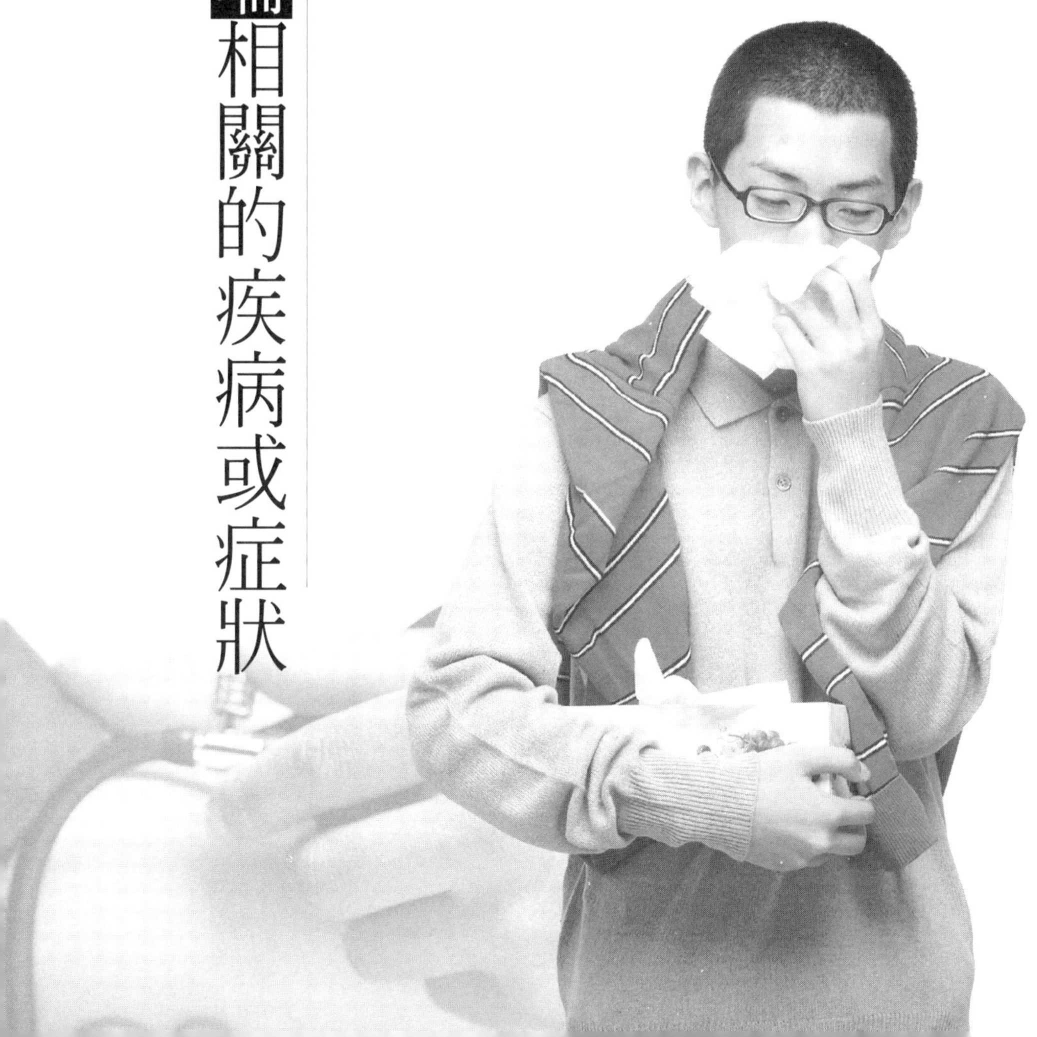

1 百日咳

(1) 百日咳的病因

百日咳是一種由「百日咳桿菌」所引起的急性呼吸道傳染病，大多數發生在五歲以下的兒童，新生兒亦容易得病。百日咳桿菌主要是通過飛沫傳播，進入容易感染者的呼吸道後，在氣管與支氣管黏膜上繁殖，並釋放出大量的毒素，引起黏膜發炎，產生大量的膿液，引發痙攣性咳嗽。

(2) 症狀

其潛伏期約一至三週，從一般咳嗽、流鼻涕、輕微發燒，漸漸轉為「日輕夜重」的咳嗽，大約七至十天；然後轉為陣發的痙攣性咳嗽，發作時會頻頻短促咳嗽十餘聲，甚至數十聲，接著發出一種特殊的吼聲，如此反覆咳很多遍，直到咳出黏痰，換句話說，激烈且持續的咳嗽是該病的主要特徵。

咳嗽嚴重時，可能同時出現涕淚縱橫、面紅耳赤、大小便失禁及嘔吐等症狀；六個月內的嬰兒患者其咳嗽較無力，必須注意偶會出現陣發性窒息、抽搐等現象。由於患者在咳嗽快結束時，會特別用力吸氣，此時喉嚨就會發出一種倒吸一口氣的特別聲音，英文稱之為「whoop」，所以百日咳在英文中又叫做「whooping cough」。

(3) 分期

百日咳的臨床病程大約可分為三期，每一期約持續一至二星期。一開始的黏膜炎期會有流鼻水、輕微咳嗽、輕度發燒等，類似一般感冒的症狀，但症狀在幾天內並不會改善，反而更嚴重，此時會發生陣發性的咳嗽。

病人一旦鼻涕愈來愈濃，咳嗽就會激烈發作，通常會像機關槍似地連續出現五聲以上的咳嗽，會使得病人覺得近乎窒息，由於得急促吸氣而會發出喘鳴的聲音，到最後甚至會發生嘔吐的現象，或臉色呈暗紅色或發紫。這種激烈咳嗽通常出現在晚上，狀況會持續二週到十週不等，但也可能持續咳幾個月。

在痊癒以後的一年內，得到一般感冒時，也可能會再次出現類似的劇咳，但是這些症狀通常不是因為百日咳菌的再感染或再活化，而是恢復期常有的現象。

(4) 預防注射

目前由於預防注射的實施，百日咳已較少見。但如果家中孩子沒有注射預防疫苗而持續咳嗽，或咳嗽時臉色發青，就要去看醫生，千萬不要擅自給孩子吃止咳藥，以免痰卡住氣管，發生危險。咳嗽後也不要立刻餵食，必須以少量多餐的方式餵食，才可以減少咳嗽後的嘔吐。

2 肺結核

(1) 肺結核的病因

肺結核是一種主要藉由空氣傳播的傳染病，結核菌藉由患者咳出的飛沫傳播出去的，當人體吸入結核菌時，結核菌就會在肺部慢慢產生病灶。如果病菌再進入血液中，流竄至人體其他器官便會引起腦膜炎、骨髓炎或尿道感染等疾病。因此，倘若出現兩三星期以上的咳嗽，並且久病不癒，就有可能是罹患肺結核，必須小心注意。

(2) 危險族群

台灣每年肺結核的新病例數大約在一萬六千到二萬件之間，通常發生於個人抵抗病能力薄弱（身染慢性疾病如：糖尿病、肝硬化、尿毒及愛滋帶原者）、生活習慣不良（熬夜、抽菸喝酒、不運動等）、居家環境衛生不良（如：台東、花蓮的原住民），或是社會經濟能力較低層的民眾。因此，免疫力低弱，加上惡劣環境，都會增加肺結核感染的機率。

(3) 有死灰復燃的趨勢

肺結核是一個古老的疾病，在中醫中稱作「肺癆」或「骨蒸癆」，在過去曾是令人聞之色變的傳染病。肺結核在上個世紀中葉，因為預防疫苗及治療藥物的發明，疫情曾得到有效的控制，但近年來有再度增加的趨勢。

會有這樣的狀況，一方面是由於許多醫師與患者已經忽略它的症狀，很容易誤認為是一般感冒；另一方面現代醫學治療結核病的疫苗，需連續服用長達六個月，很多病人只要沒有持續服藥，就會產生抗藥性，便無法真正達到療效，而這正是肺結核無法迅速根絕的主要原因。

(4) 早期發現，早期治療

如果民眾出現久咳不癒的情況，應趕緊到醫院作X光檢查，以便早期發現肺結核，早期治療。目前肺結核的療效相當良好，只要耐心配合服用抗結核藥物，半年到一年便能完全治癒。但是如果不持之以恆，第二次治療的效果只剩一半，因此抓緊治療時機是非常重要的。

家中只要有一人患有肺結核，最好全家都能接受胸部X光檢查，以避免全家遭受感染。值得注意的是，很多病例是屬於肺外結核病例，也就是結核菌跑到皮膚、骨頭、腸、淋巴結或其他器官，讓患者誤以為是其他疾病，到其他科別求診，若醫師沒有診斷出是結核菌，就可能會延誤治療，擴大感染。肺外結核約占結核病的10～20％，顯示防治結核病不只是胸腔科醫師的事，其他科別醫師也須留心。

3 過敏的咳嗽

有時候人們明明沒有傷風感冒，卻也老是在咳，這樣的狀況是呼吸系統脆弱所引起的「過敏的咳嗽」。因為我們的氣管每天接觸許多過敏原，以及空氣中的有害物質，受到傷害的機會較多，也就成為呼吸系統最容易過敏的器官。

(1) 過敏的成因

人體對外來異物產生過度敏感之反應（Hyper-sensitivity）稱為過敏。過敏的主要原因有對吃進體內的食物排斥、遺傳基因、長期抽菸、受環境的外在刺激及細菌病毒感染、身體疲勞或衰弱等等。過敏性疾病的症狀琳瑯滿目，發生在不同器官，其症狀相差甚大。有的與感冒相似，被誤以為是感冒，病人因而服用過多感冒藥，結果傷害到腸胃；有的與心臟病難以區分，被當作心臟病治療，誤服心臟藥的結果是愈咳愈嚴重，甚至導致呼吸困難；有的誤以為自己得了內傷，誤服跌打損傷藥，除了增加肝腎的負擔與浪費金錢外，對健康毫無助益。

(2) 支氣管過敏

在臨床醫學上，咳了數十年的病例不勝枚舉，事實上「久咳不癒」常是「支氣管過敏」所引起，很多人以為鼻涕倒流，喉嚨或扁桃腺發炎會引發咳嗽，事實上，鼻涕倒流並不會引起咳嗽（鼻涕在鼻腔本來就是倒著流，只有太多時才會感覺不舒服），而喉嚨或扁桃腺發炎也不會引起咳嗽，只會疼痛或發燒而已，倘若一直治療鼻子、喉嚨、扁桃腺，沒對症下藥，咳嗽是不會好的。

有些人咳了好幾個月，非常擔心他的肺部出問題，於是到處求診，但照胸部X光的結果卻很正常，而且治療也一直都沒有明顯效果，更找不出原因，長久下來不知如何是好。其實很明顯地，胸部X光正常，又無其他症狀，咳嗽的主因仍可能是支氣管過敏，只要對症下藥，很快就不咳了。

因此，具過敏性體質的人不僅應對過敏性症狀有所認識，更應徹底瞭解，把它當作生活中必備的常識，如此才能免於吃了過多冤枉藥，還被延誤治療。

4 咳血

(1) 成因很多

在胸腔內科的門診中，咳血是最容易引起病患驚恐的症狀之一。

一般人出現咳血症狀時，往往會馬上懷疑自己是否得到了肺結核或肺癌，其實可能引發咳血的原因很多，從單純的牙齦出血、後鼻腔流血、支氣管炎、肺炎、黴菌感染、肺結核、結核疤痕使支氣管擴張，到令人寢食不安的肺癌，都有可能造成咳血。

(2) 利用血色判斷原因

依照學理而言，咳血時所咳出的血液應是自「下呼吸道」區域冒出，而且大部分的狀態都是痰中帶有血絲，少數則會咳出大量鮮血；但是咽喉位於上呼吸道、下呼吸道及上消化道的交會處，因此痰中帶有血絲，不見得一定是下呼吸道出血。例如牙周病患者早晨刷牙後，牙齦出血常會和痰液混合清出，往往被誤以為是咳血。

至於大量的咳血，多半是因為胃腸道出血；通常消化道出血顏色呈暗紅，且常伴有食物殘渣，和下呼吸道咳血時，鮮血帶泡沫的鹼性血不同，臨床上只要仔細觀察，不難和真正的咳血區分。過去曾得過肺結核的病人，若是出現咳血，則應該考慮結核復發、結核疤痕造成支氣管擴張、黴菌感染或是肺腫瘤。年輕不抽菸的病患出現咳血，則多半是支氣管擴張、支氣管炎或是肺炎等良性的疾病引起的。

(3) 檢查與診斷

對於咳血的病患，初步的檢查通常包括：胸部X光、痰液化驗及抽血三大部分。大部分的咳血病患，經過詳細的病史詢問、理學檢查後，都能找出咳血的原因。少數無法找到確切咳血原因的病患，經過醫師適當處理，其癒後大都不錯，只要日後密切追蹤，通常都能維持良好的狀況。

咳嗽相關的疾病與症狀一覽表

病名或症狀	成因	症狀	治療
百日咳	由百日咳桿菌所引起的急性呼吸道傳染病。	從一般咳嗽、流鼻涕、輕微發燒，漸漸轉為「日輕夜重」的咳嗽，再轉為陣發的痙攣性且持續的強烈咳嗽。	使用抗生素療法，以及接種預防疫苗。
肺結核	由結核菌所引起的肺部傳染病，主要是經由空氣傳播。	易疲倦、厭食、午後近傍晚微燒、久咳不癒，嚴重時會有咳血現象。	服用抗結核藥物，療程達半年，不能中斷。
支氣管過敏	支氣管因受外來異物的過度刺激，而引發長期咳嗽。	長期且嚴重的咳嗽。	遠離過敏原，並使用抗過敏藥物。
咳血	牙齦出血、後鼻孔流血、支氣管炎、肺炎、肺結核、肺癌、腸胃道出血……等，都有可能造成咳血。	痰中帶有血絲，或咳出大量鮮血。	經過胸部X光、痰液化驗及抽血等詳細檢查，找出咳血的原因，再對症下藥。

第五章

天然食療止咳法

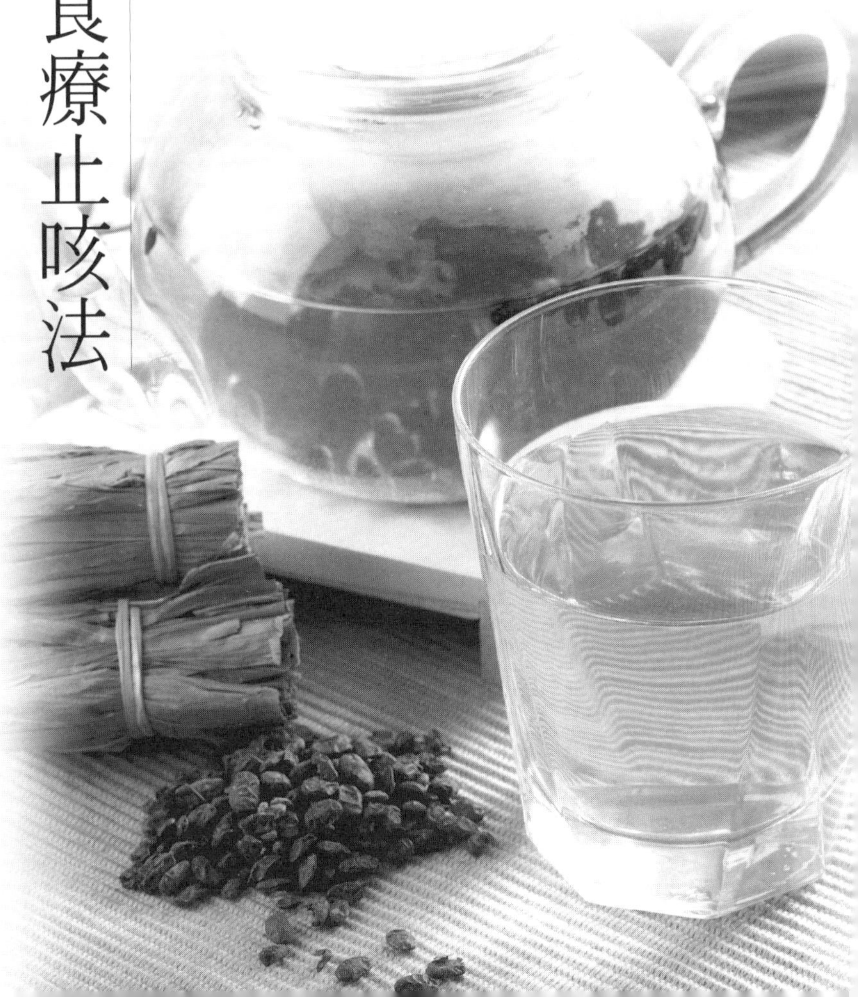

很多人說咳嗽不是病，但咳起來會要人命。咳嗽多半無法迅速痊癒，有時愈拖愈難好；有時痰卡在喉間，一下子呼吸不過來，令人臉紅脖子粗，喘得難過萬分。假如又是自己孤單一個，真會愈想愈害怕。倘若你已看過醫師，吃過藥物，試過許多方法，卻仍然久咳不癒，可參考以下各種自然療法，挑選適合自己病況與體質的方法來使用，會有意想不到的效果。

1 寒咳、畏冷

(1) 生薑蜂蜜汁

本方適合有寒咳、白痰多者。

A.作法：

生薑擠汁一大匙，蜂蜜一小匙，混合均勻，含在口中，慢慢吞嚥下去。

B.原理：

生薑，為薑科植物薑Zingiber officinale Rose的新鮮根莖，其性溫，味辛，能解表散寒、溫中止嘔、除濕、發汗、活血、健胃、去腥及消水腫，應用非常普遍。薑能驅寒散寒痰，但特別注意的是，如果你有乾咳、喉嚨痛或發燒的人，就不適合用薑蜜汁或薑母茶，會火上加油，使症狀更嚴重。

《本草備要》曰：「蜂蜜，草木精英，含露氣以釀成，生性涼能清熱，熟性溫能補中，甘而和故能解毒，柔而滑故潤燥；甘緩可以去急，故能止心腹肌肉瘡瘍諸痛；甘緩可以和平，故能調營衛、通三焦、除眾病及和百藥，而與甘草同功；薑汁和服止嗽治痢；明目悅顏；同薤白搗塗治湯火傷；煎鍊成膠通大便祕；然能滑腸，泄瀉與中滿者忌用。」

C.實例：

黃太太，五十三歲，家庭主婦，雖然長得白白胖胖的，血壓卻很低，常手足冰冷。感冒後半夜三點多常感到咳嗽痰多，早上起來聲音都啞啞的，缺氧現象很明顯。筆者教她睡前一定要做五分鐘的柔軟體操運動，並在早晚喝一碗生薑蜂蜜汁，三天後已不會咳嗽聲啞了。

(2) 芫荽生薑湯

本方適合有傷風寒嗽、痰多泡沫者，但不適合乾咳、熱咳者。

A.作法：

至傳統市場或超市購買芫荽一把，薑絲一小撮，加上紅糖二大匙，煮滾即可。

子。

B.原理：

芫荽，性味辛溫，能解表散寒、促進循環、開胃健脾、驅風解毒、透發疹子。

C.實例：

住在永和的張太太，五十四歲，體弱怕冷，只要睡得不好，就容易感冒咳嗽，頭暈目眩，痰多，到處聽左鄰右舍的建議亂吃藥，想控制咳嗽，但仍然不斷復發。後來每隔一天喝芫荽生薑湯，並且每天早晚按摩耳朵的周圍三十六圈（按摩耳輪），一星期後，咳嗽就明顯改善了。

(3) 薑母茶

本方適合咳嗽畏寒且有泡沫痰者。注意，本方不適合乾咳、熱咳者。

A.作法：

生薑一塊拍碎、黑糖一碗，小火熬成茶，每次喝一小碗，記得喝入口後慢慢含化吞下，一日三次。亦可到超市直接購買薑茶包沖來喝。

B.原理：

黑糖能活血化瘀、解毒生新、去急止痛、禦寒強身。

C.實例：

張太太，六十四歲，身體虛弱，一感冒必咳嗽發冷，咳久了就變成胸悶短氣，時常看醫生，但她很討厭西藥的味道，總是聞到藥味就想吐，因此效果不佳。後來，她聽了筆者的建議服用這種甜甜辣辣的茶，輔以筆者教她每天按摩頸根部，加強肺部的抵抗力，咳嗽就愈來愈少了。

(4) 橘皮蜜茶

本方適合有寒咳、白痰多者。

A.作法：

新鮮橘子皮一個，蜂蜜一小匙。用法是將鮮橘皮撥成小塊，與蜜放進熱開水中悶五分鐘，趁溫溫的喝，每日三至四次。適用於風寒感冒引起的咳嗽、痰多、畏寒等。

B.原理：

橘紅，為芸香科植物福橘 Citrus tangerina Hort. et Tanaka，或朱橘 Citrus erythrosa Tanaka 等多種橘類的果皮，其性溫，味辛苦，能消痰利氣、寬中散結、平喘。

C.實例：

陳太太，四十九歲，任職於日商貿易公司，工作緊張忙碌，常有痰，每隔一陣子就會咳嗽，有一次老闆請她吃炸雞、薯條，沒想到吃完之後竟然咳個不停，後來是喝了三次橘皮蜜茶，才漸漸止住咳嗽。

(5) 金桔

本方適合咳嗽痰多、寒咳者。

A.作法：

每餐飯後吃一顆新鮮的金桔，或口含一、二個金桔乾，也可到街坊的飲料店購買熱的金桔檸檬茶喝，可化痰止咳。在傳統市場，或觀光場所如深坑豆腐街、夜市中都會有兜售金桔乾的小販，很容易買到。

B.原理：

金桔，性辛溫，味甘，能開胃消食、散寒化痰、理氣解鬱、止渴解酒。金桔含豐富維生素C、揮發油、金桔苷（能增強毛細血管彈性）等活性物質，可強化鼻咽黏膜，預防感冒、支氣管炎，祛除胸悶痰積、食欲不振、消化不良、久咳不癒、小兒百日咳及防治腦血管疾病。

C.實例：

張先生，四十多歲，補習班講師，由於上課量頗大，為了加強效果，常得用誇張的動作與用力講話，長期下來身體較虛，偶有感冒就咳個不停。後來，筆者就建議他隨身帶一小罐金桔乾，在較長的下課空檔就含一粒，不但不易染上感冒，咽喉中常有滋潤之物，對於需要聲音的他相當有幫助。

(6)陳皮

本方適合咳嗽痰多、寒咳者。

A.作法：

每餐飯後吃兩小片陳皮乾，連續三天，記得一次量不要吃太多，多服、久服反而會損人元氣。或早晚各一杯陳皮茶，方法是將五片陳皮乾沖熱開水一小杯，悶五分鐘，再趁熱小口小口地含在嘴中慢慢地吞下，可化痰止咳。陳皮乾通常有兩種包裝，一種為小紙罐，一種為小塑膠袋裝，皆可在超市買到。

B.原理：

陳皮，為芸香科植物橘Citrus reticulata Blanco的成熟果皮煉製而成，其性溫，味苦辛，能理氣調中、燥濕化痰，乃脾肺氣分之藥，能調中快膈，導滯消痰，利水破癥。陳皮能理氣燥濕，而人身以氣為主，氣順除則百病散，故可宣通五臟，統治百病。

陳皮乃橘子的皮煉製而成，是溫性的，但橘子果肉是寒性的，感冒咳嗽的人千萬不要吃果肉，會咳得更厲害、咳得更久；而橘子肉上白色的絡，性平，味甘苦，能入人體經絡作用，化痰理氣止咳，為咳血虛勞要藥，因此吃橘子時不要把白色的橘絡丟掉，一起吃掉最好。

C.**實例**：

吳先生，四十多歲，文字工作者，每天伏案撰寫的時間非常多，素有胃疾，只要一受風寒，腹部就會立刻悶痛而想腹瀉，也常因趕稿熬夜而感冒咳嗽痰多，且一咳就是整星期，非常疲累。後來便到便利商店買了一小罐陳皮，每隔一陣子就含一片，不僅咳嗽的狀況逐漸減輕，胃部也較不怕風寒了。

(7) 杏仁茶

本方適合寒嗽者。

A.**作法**：

可至傳統市場上購買現磨的杏仁粉回家泡來喝，這種現做的有一股濃厚的杏仁香，比較純。也可到超市或便利商店買即溶的杏仁沖泡包，或購買現成的紙盒裝的杏仁茶，但要「加熱」才喝。宜每天喝二次，連續吃幾天。至於廣式冰飲店所販賣的「杏仁豆腐」，性味滋潤，較適合乾咳或燥咳者使用。

B.**原理**：

杏仁，為薔薇科植物杏Prunus armeniaca L.，或山杏Prunus armeniaca L. var.

ansu Maxim 等的種子，其性溫，味苦，能祛痰止咳、平喘、潤腸，可瀉肺解肌，除風散寒，降氣行痰。

C.實例：

高小姐，五十五歲，家庭主婦，每次感冒時，咳嗽、頭痛、腰痠背痛、沒胃口、忽冷忽熱和胸悶，全身都不對勁，第一個動作一定是吞感冒藥，後來發覺怎麼愈吃愈沒效，因此劑量愈加愈重。

原來感冒藥裡都有抗生素的成分，會產生抗藥性，必須愈來愈加重劑量，才會覺得有效，但另一方面同時也殘害身體。因為感冒是一種濾過性病毒，目前的醫藥水準並無法有任何藥品，可以消滅此病毒，惟有自己的免疫系統恢復正常，才可以殺死病毒，並不是多用抗生素就有效。高小姐瞭解筆者的說明後，便常喝熱杏仁茶，多喝水，補充營養及多休息，很快就痊癒了。

(8) 蔥花稀飯

本方適合咳嗽痰黏畏冷者。注意，本方不適合乾咳、熱咳者。

A.作法：

糙米一杯，放入小飯鍋，洗淨，加水至八分滿，外鍋再放一量杯水，煮熟後，加入切碎的蔥花一大湯匙，及適量的鹽。

B.原理：

蔥白，為百合科植物蔥Allium fistulosum L.的鱗莖，其性溫，味辛，能發表、通陽、解毒。而且蔥有蔥辣素能去寒、開竅、祛痰、利尿、發汗、健胃。《本草備要》謂：「蔥，生則辛散，熟則甘溫，外實中空，乃肺之菜也。肺主皮毛，其合手陽明大腸經，故能發汗解肌，以通上下陽氣。」

由於能通氣，故能解各種毒，如：藥毒、魚肉毒、猘犬毒（狂犬病）等，所謂諸物皆宜，人人可吃，因而被稱為「菜伯」，或和事草。而氣通則血活，故亦能治各種血證，如：吐血、鼻血、便血、痢血、折傷血出及乳房腫塊、風痺（會游走身體各部位的一種風濕痛）、通乳、安胎等。但蔥不適合與蜂蜜及棗子同食，會令人生病。

C.實例：

林小妹妹，四歲，一感冒就咳嗽，看過醫師服了藥，但改善不多，於是筆者建議其母親煮蔥花鹹稀飯給她吃。小妹妹吃過幾次熱粥後，咳嗽果然明顯減少了。

(9)大蒜蔥白粥

本方適合傷風頭痛、流清鼻水、咳嗽且畏寒者，但是不適合乾咳、熱咳者。

作法：

米一杯，以一小鍋放水八分滿，煮成稀飯，再加入切碎的一大匙大蒜，及一大湯匙的蔥白，混合均勻，趁熱吃，再鑽進棉被中，逼出一身汗，每日吃一次。

2 熱咳、燥咳

(1) 冰糖白菜心

本方適合肺熱咳喘者。

A.作法：

白菜心一個，用筷子扎數個小孔，裝入冰糖，放到砂鍋中蒸熟，每天晚飯後吃一碗，連續三至五天。

B.原理：

大白菜，性味甘寒無毒，能通利腸胃、除去胸煩、解酒止渴、利大小便、和中止咳。

(2) 羅漢果茶

本方適合肺熱咳嗽，痰不利吐出者。

A.作法：

將羅漢果一個拍爛，加入熱開水一大杯（約一千c.c）沖之，一天之中分三次喝，連續喝三天。

B.原理：

羅漢果，為葫蘆科植物羅漢果Momordica grosvenorii Swingle的果實，性涼、味甘芳香，能清熱解暑、潤肺止咳、化痰、生津、止渴、清血，尤其可驅除痰火咳嗽，避免血燥、便秘、高血壓等症。

現代營養分析含維他命E、β胡蘿蔔素、磷、鐵、鈣、鈉、鉀、鎂、鋅等營養，特別的是它含配醣體，其甜味是砂糖的四百倍，含量少卻能感受到相當厚的甘味，並且能被排泄掉，幾乎是無熱量，即使大量攝取也不必擔心對身體產生不良影響。

此外，它還具有相當高的超氧去活性，有十分高的淨化身體的效果。羅漢果以長形的較佳，其顏色褐中帶黑，皮面有光澤，搖時不響的便是上好貨。

(3) 大蒜豬膽汁

本方適合咳嗽且扁桃腺發炎或肺熱咳嗽者。

A.作法：

大蒜五瓣去膜，搗爛磨汁，加入一大湯匙的豬膽汁，沖冷開水一杯，混合均勻，以此水漱口，每日數次。

B.原理：

豬膽汁能解毒消炎、有滋潤作用，可向豬販預訂，能消炎解毒。《本草備要》曰：「豬膽汁，苦入心，寒勝熱，滑潤燥，瀉肝膽之火，明目殺疳，沐髮光澤，醋和灌穀道治大便不通。浴初生小兒，永無瘡疥。」

(4) 海蜇皮

本方適合肺熱咳嗽、痰濃黃稠者。

A.作法：

至市場或大超市購買攤販已煮好的涼拌海蜇皮，午晚餐都吃一小碟，連續吃幾天。

B.原理：

海蜇皮性寒、味鹹，能軟堅化痰，常用於肺熱咳嗽、痰濃黃稠者，或頭脹頭痛的高血壓患者。

(5) 蜂蜜茄子

本方適合老年乾咳且有些水腫者。

A.作法：

茄子數個切片，水煮，沾些蜂蜜吃，每天吃一碗，連續七天。

B.原理：

茄子，性味甘涼，能清熱解毒、活血止痛、利尿消腫。

蜂蜜，性平、味甘，能和百藥、解百毒、安五臟、補中氣、潤肺滑腸、健脾益胃、清熱解毒、緩解疼痛，及抑制鏈球菌、傷寒桿菌、大腸桿菌、布魯氏菌、腸炎桿菌及痢疾桿菌的生長，故常用於哮喘咳嗽、腸炎、鼻炎、膽囊炎、皮膚炎、濕疹和燒傷等病症。

(6) 八仙果

本方適合熱咳、口乾舌燥、喉乾癢，或乾咳者。不定時口含一粒可生津止渴，可鎮咳化痰，潤喉爽聲。

A.作法：

做法是將香櫞瓜、葡萄柚或大白柚（採擷霜降後的渾圓大白柚）等剖開，將其果肉挖出，塞入陳皮、甘草、半夏、茯苓、冰片等中藥材（每家製作稍有不同），經古法九蒸九曬提煉，溫熱烘焙或陰乾後，使藥氣侵透白柚皮充滿油囊，達到氣味甘醇的程度，再切成丁狀即成八仙果。目前在傳統市集或名勝觀光之處，皆有小販擺攤，很容易買到。

但是要注意，如果一次量吃得過多，或吃太頻繁，反而使咽喉刺激過度而不舒服，而且當肚子受寒或感冒時，一吃就會腹瀉或使症狀加劇，這是讀者們要特別注意的地方。

B.原理：

柚子，屬芸香科柑桔類果樹，柚子皮性辛溫，味甘苦，能開胃消食、散寒化痰、寬中理氣、消腫止痛。柚子肉性寒，味甘，降火、除臭、止渴、解酒。

C.實例：

小林，二十六歲，業務員，每天騎機車在外奔波，因為有抽菸的習慣，常會覺得口乾舌燥及喉嚨癢癢的，偶而會乾咳幾聲，因此經常在嘴裡含一顆八仙果，以求潤喉止咳，效果非常不錯的。

(7) 麥芽糖梨湯

本方適合熱咳、乾咳者。

A.作法：

大水梨一個削皮去心，加一小匙麥芽糖及半碗水，放入電鍋燉熟，喝汁吃梨。每天午飯後吃一碗，連續吃幾天。

也可用水梨燉貝母，做法為：一個梨子洗淨，不去皮切成四半，加二錢貝母及一碗水，用小碗公裝，放進電鍋燉，外鍋水用半杯量杯即可，貝母可在中藥房購買。

B.原理：

《本草備要》曰：「梨，性寒，味甘微酸，能潤肺、涼心、燥痰、降火止渴、解酒、通利大小腸，可治傷寒發熱、熱嗽痰喘、中風失音。切片可貼燙火傷。惟若多食生梨，腹內會太冷而下利，因此脾虛泄瀉、乳婦及血虛者忌之。」

C.實例：

羅先生，五十歲，建築師，喜歡抽菸想構圖，常需伏案設計建築圖，也常常工作到夜裡一、二點，因此氣管功能不太好，尤其一沒睡好或趕工時，就會常常咳嗽。後來他的太太常備麥芽糖梨湯，並逐漸減少抽菸量，甚至戒菸，常做氣功動作，慢慢地咳嗽就減少了。

(8) 川貝梨

本方適合陰虛燥咳、肺虛久咳、咳痰帶血的人，但是本方不適合脾胃虛寒易瀉或濕痰咳嗽者。

A.作法：

至中藥房購買川貝母粉末六錢，每次用一錢，與冰糖一大匙，放進已削皮去核的水梨中心，再放到電鍋中蒸十分鐘即可，每天早晚各吃一次，連續吃幾天。

B.原理：

川貝母，為百合科植物，品種有：卷葉貝母Fritillaria cirrhosa D. Don及甘肅貝母Fritillaria pryewalskii Maxim.，其性涼，味甘苦，能潤肺止咳、散結化痰。

水梨，性涼，味甘微酸，能清熱生津、化痰止咳。

C.實例：

駱太太，六十七歲，住南投埔里鎮，有氣喘，且肝臟的血脂肪含量略高。氣喘厲害時，就跑到醫院拿藥回來吃，但沒有一次能持續吃完醫生所開的藥。她經常咳嗽，但很喜歡吃西瓜，一吃就咳，於是筆者教她用此方煎湯，三次之後，就已不再覺得那麼容易咳喘了。

(9) 黑豆梨湯

本方適合久咳且有虛熱者服用。

A.作法：

大水梨一個削皮去心，加十五粒黑豆，放入碗公，加七分滿的水，置於電鍋中燉熟（外鍋半杯水），然後喝湯吃梨，或只喝湯，一天兩次，連續吃幾天。

B.原理：

黑豆，性味甘平，能退熱、活血、利尿、解毒。黑豆營養豐富，含有鈣、磷、鐵、鋅、銅、鏷、鉬、硒、氟、胺基酸、維生素B1和B2、不飽和脂肪酸、蛋黃素等，有活血、通便、解毒、健腦益智、抗衰老、養顏、明目，使頭髮變黑和抗癌等作用，而且物美價廉，人人吃得起。

《本草備要》曰：「梨，性寒，味甘微酸，能潤肺、涼心、燥痰、降火止渴、解酒、通利大小腸，可治傷寒發熱、熱嗽痰喘、中風失音。切片可貼燙火傷。惟若多食生梨腹內會太冷而下利，因此脾虛泄瀉、乳婦及血虛者忌之。」

C.實例：

克麗斯，五十一歲，德國人，負責翻譯工作，自小體質纖弱，免疫系統及新陳代謝都很差，時常感冒咳嗽、嘴巴破、腰痠背痛、肚子痛和肝發炎。自從常喝黑豆梨湯後，不僅咳嗽痊癒得快，口瘡減少，人也不會像往常一下班就疲憊不堪了。

(10) 銀耳羹

本方特別適合燥咳、久咳、聲啞、常需講話的人。

A.作法：

煮法是先將二碗乾的銀耳撕成小碎片，用溫水浸泡約十分鐘，待發透後，去掉雜質，撈起放入大鍋中，加水八分滿；以大火燒滾後，再以小火燉，一直熬到銀耳熟爛汁稠為止。再將約二百公克的冰糖，放入約五百c.c的水中，置於火上溶化成濃汁。然後將糖汁用紗布過濾後，加上兩個蛋的蛋白汁，倒入鍋中攪勻即成。早晚吃一碗，連續吃幾天。

B.原理：

蛋白能滋潤喉嚨、清熱解毒和保護黏膜。此外本方對便祕腸燥、口渴咽乾、血管硬化、高血壓病及虛煩不眠等都有良好的作用。

C.實例：

廖先生，六十歲，電腦工程教師退休，身材豐腴，因長期講話教學工作疲勞，在未退休前就經常乾咳，也常有便祕現象，所以非常困擾。後來筆者教他練調整氣功，並服用銀耳羹，結果不但記憶變好了，氣管也正常了。

(11) 燒仙草

本方適合乾咳虛火上升的人。

A.作法：

每天午晚餐時，各喝一杯，連續幾天。可到草藥店或傳統市場購買曬乾的仙草，隔水加熱熬出濃汁，或是在街上販賣冷熱飲店直接購買即可。目前許多農會或大超市亦有販賣即溶的燒仙草茶包，熱水一沖，即可食用，非常方便。

B.原理：

仙草能入腎作用，利尿解毒，並可滋潤呼吸道，修補表皮組織。天冷時，大街小巷上的飲料吧或小攤販，都有販賣燒仙草，非常方便。建議常喝純的燒仙草（不加豆類、芋圓、薏仁、湯圓等），可滋潤氣管、利尿、退火。

C.實例：

魏先生，五十歲，電腦工程師，常為一個程式日以繼夜坐在電腦前操作，長期睡眠不足之下，經常虛火上升，加上辦公室機器多空間狹窄，大樓空氣差，因而常會乾咳。後來，改變作息早點睡，一大早繼續工作，每天中午、晚餐外出吃飯時，都順便購買一杯燒仙草喝，幾個星期下來，不但乾咳減少，白頭髮也愈來愈少了。

(12) 絲瓜絡汁

本方適合乾咳且喉痛聲啞者，及肺癰、肺痿者。

A.作法：

絲瓜絡切斷，取汁，以保特瓶裝滿一大瓶，每次飯後喝五十c.c，若自己無法取得，許多傳統市場也有婦人拿來販賣，筆者就曾在台北市東門市場靠近連雲街處買過，小瓶保特瓶賣一百元，大瓶為二百元。若是身熱哮喘咳嗽者，可以取帶蒂的小絲瓜數條，切成塊狀，放進砂鍋中，加水蓋過絲瓜，以小火煮爛，取濃汁緩緩溫服，每次喝三十c.c，每日喝三次。

B.原理：

絲瓜絡，為葫蘆科植物絲瓜Luffa cylidrica（L.）Roem的成熟果實的維管束，橫切後取汁乃為絲瓜絡汁，性微寒，味苦微甘，能清熱化痰、通經活絡、解毒、涼血、祛風濕。《本草備要》曰：「絲瓜根中白汁，名為天蘿水，能消痰火、清內熱，治肺癰、肺痿神效。」

C.實例：

謝太太，五十六歲，住在中和市民族街，從年輕就喜歡在附近空地，種植各種當今的蔬菜。她的手很巧還利用建築工地不要的木材做成一個絲瓜架，上頭爬滿了絲瓜藤，時常發現纍纍結實的絲瓜。但謝太太最近血壓較高，常覺得脖子緊、腳痛和頭痛感冒時不但覺得咽喉疼痛，還時常乾咳。筆者告訴她只要取些現成的絲瓜汁，就可以解決這個問題。果然，她喝了此汁後馬上就不咳，喉嚨也不痛了。

(13) 冬瓜湯

本方適合熱咳且有濃痰（痰色略黃）者。

A.作法：

冬瓜片約十公分厚，切塊煮湯，加一點點薑絲、鹽巴，每次飯後吃一碗。

B.原理：

冬瓜，性味甘微寒，能鎮咳袪痰、瀉熱消暑，《本草備要》曰：「冬瓜，寒瀉熱，甘益脾，利二便（通大小便），消水腫，止消渴（如糖尿病症候易饑易渴），散熱毒癰腫。冬瓜子可補肝明目。」惟丹溪曰：「冬瓜性急而走，久病陰虛者忌之。」

冬瓜煮好後，放冷，涼涼的吃，據說減肥的效果頗佳。其味甘而清爽，於諸瓜中頗為宜人，有超重者不妨常吃。體胖膚白、濕氣重的人，可用生山藥削皮切塊半碗量，加上一碗量去子不削皮的冬瓜切塊，加適量白開水，打成果汁，每日晚餐後一小時喝一大杯，可有效去濕減重。

(14) 柿餅、柿霜

本方適合肺熱咳嗽、乾咳、虛勞久咳者。

A.作法：

咳嗽者可在每餐後吃一個柿餅，連續吃三至七天。

B.原理：

本品為柿科植物柿（Diospyros Kaki L.f.）之乾燥果實，經加工製成餅狀，其中以新竹縣新埔及北埔兩鎮所產最具規模，其風味也最好吃。

傳統柿餅製作過程首先選擇七至八分熟度的青柿，加以清洗、削皮、去除果蒂後，置於圓形篩子上接受日曬，使之產生再生皮，次日將柿子翻面，繼續日曬風乾，第三天再日曬後，用硫黃燻之以防表皮發霉，並用手將之揑扁，至第四到六天繼續日曬、揑壓，第七天在燻硫後，即變成橙紅色誘人的柿餅了。

柿餅含有豐富的營養價值，如：蛋白質、錳、磷、鈣、維他命A、C、果糖、葡萄糖、果膠、鞣酸、脂、胡蘿蔔素、等，可潤肺止咳、防治高血壓、癆嗽乾咳。

《本草備要》說：「柿乾，其性澀平，味甘，為脾肺血分之藥，能健脾澀腸，潤肺寧嗽，而消宿血，常用於治療肺痿熱咳、咳血反胃、腸風痔漏。」柿餅再經過一段時間乾燥封存後，自然會在表面產生結晶粉末，則稱「柿霜」，味甘潤口，最為可口。《本草備要》曰：「柿霜，乃其精液，能生津化痰，清上焦心肺之熱為最佳，可治咽喉舌瘡痛。」

柿霜具有清肺、消痰、止渴的效果，中醫常用於咽喉痛，咳嗽，口舌生瘡。在中藥鋪裡非常昂貴，每台斤約七、八百元以上，主要是這種天然柿霜難求，因為柿餅的白色粉末如遇潮濕空氣，就會消失無蹤，所以彌足珍貴。若要辨別市面上柿霜的真偽，只要在柿霜心蒂上滴一滴水，如白色粉末遇水立即消失，表示是真的，反之則否。市面上有白色「柿霜」的柿餅一般價位較高，但部份不肖商人多以白色糖粉鋪撒在上面，真的要留心是否買到假品。

(15) 甘蔗

本方適合乾咳、熱咳及痰中有血絲者。

A.作法：

每天啃三次甘蔗，每次吃兩小根（小販切好裝在塑膠袋的長度，大約三十公分），或口含現打的甘蔗汁，再徐徐嚥下喉，一天當中嚥幾次，或至夜市購買小販烤甘蔗榨汁的燒甘蔗汁，溫溫的喝一二杯。

B.原理：

甘蔗，屬於禾本科（Gramineae）植物，其味甘，性平，無毒。主下氣和中，助脾氣，利大腸，消痰止渴，除心胸煩熱，解毒。止嘔噦反胃，寬胸膈。李時珍說：「蔗，脾之果也。其漿甘寒，能瀉火熱；煎煉成糖，則甘溫而助濕熱。」對於貧窮人罹患血虛、熱病傷津、肺燥咳嗽等病而言，甘蔗可說是極為便宜又有效的良藥，故被喻為「天生復脈湯」。

甘蔗，直接啃、生飲、熱飲或製成糖等的性味作用都不同，當甘蔗用啃的時候，唾液中的酵素混合甘蔗汁，特別會化痰止咳或使痰塊咳出喉嚨。但是因為甘蔗汁在天氣炎熱時容易腐敗，若是喝甘蔗汁，最好是喝現打的較新鮮有效，以免鬧肚子，而且喝時要徐徐嚥下，才能發揮療效；倘若喝熱的甘蔗汁，作用較偏向驅寒，止熱咳力稍嫌不足。

(16) 桑椹茶

本方適合乾咳、熱咳及肺虛咳嗽者。

A.作法：

每天早晚各喝一次桑椹茶，即用一大湯匙桑椹汁，沖熱開水一杯（約二百

c.c），再趁溫溫的徐徐嚥下喉中，一天當中嚥幾次。桑椹濃汁或桑椹蜜在傳統市場常會有小販擺出來賣，多走幾次就容易買到。

B.原理：

桑椹，為桑科植物桑Morus alba L.的果穗，其性寒，味甘，能補肝益腎、養血生津。換句話說，桑椹為桑樹所結出來的果實，由三十至六十個瘦果聚合而成，未成熟時青白皮，初熟淺紅色，熟透則紫黑色，甜中帶有酸味，顆粒大者肉較厚，紫紅色糖份較高。桑椹可作用於心、肝、腎三條經絡，《本草綱要》認為桑椹有補腎、明目、滋陰、養血、祛風的功效。

《本草經疏》載：「桑椹者，桑之精華所結也，其味甘，其氣寒，具色初丹後紫，味厚於氣，合而論之，甘寒益血而除熱，其為涼血、補血益陰之藥無疑矣。」中醫常用於貧血虛弱、肺虛咳嗽、心悸盜汗、風濕骨痛、浮腫、小便不利等症。

(17) 胖大海茶

本方適合乾咳、熱咳且喉痛或聲啞者。

A.作法：

每天早晚各喝一次胖大海茶，即用三、四個胖大海，剪去頭尾，沖熱開水一杯（約二百c.c），再趁溫溫的徐徐嚥下喉中，一天當中嚥幾次。

B.原理：

胖大海，為梧桐科植物胖大海Sterculia lychnophora Hance的種子，其性微寒，味甘淡，能清肺、利咽、潤腸通便、解毒。《本草備要》認為胖大海味甘、澀平、微涼，能潤肺化痰止嗽，可治嗽痰肺熱之病。

(18) 竹葉豆豉茶

本方適合身熱、乾咳、煩躁，且小便不順者。

A.作法：

每天早晚各喝一次竹葉豆豉茶：即用乾的淡竹葉兩捲、淡豆豉一大湯匙的量，以兩碗水，煮滾即可溫溫的喝。淡竹葉可到中藥房購買，淡豆豉可到市場、超市或雜貨店購買。

B.原理：

淡竹葉，為禾本科植物淡竹葉Lophatherum gracile Brongn.的莖葉，其性寒，味甘淡，能清熱、除煩、利尿。

淡豆豉，為豆科植物大豆Glycine max（L.）Merr.的種子的發酵加工品，其性涼，味苦，能解表、除煩、宣鬱、調中。本方亦特別適合攝護腺肥大造成排尿不順暢的年長者來飲用。

(19) 海藻湯

本方適合熱咳痰結者。

A.作法：

至超市或雜貨店購買乾品海藻，煮成湯。每天吃一、二碗，連續三至五天。煮法是：鍋中放一半的水，水滾後，加入一大匙榨菜絲煮二分鐘，再放入魩仔魚（二大匙）、小白菜（一棵切段）、半碗量海藻及少許鹽，滾一下就可起鍋了。另外，在販賣日本雜貨的店或便利商店有乾的海藻或海帶芽湯即溶包，只要熱開水一沖就變成湯，再加點蛋白或鹽，就成了止咳湯，非常方便。

B.原理：

海藻，為馬尾藻科植物海蒿子Sargassum pallidum（Turn.）C.Ag.，或羊栖菜Sargassumfusiforme（Harv.）Setch的藻體，其性寒，味鹹，能軟堅消痰、利水泄熱。

C.實例：

林太太，四十多歲，家庭主婦，有一次患了熱咳，在逛傳統市場時，發現一攤賣魚丸及現撈海菜的小販，老闆用小塑膠杯裝現煮的海藻湯請大家吃，她就當場試吃二杯，結果發覺喉中舒服很多，因此買了一大包海菜，每天煮來吃，再加上原有藥物的治療，使得咳嗽症狀很快就痊癒了。

(20) 露水

本方適合久年乾咳者。

A.作法：

每天晨起蒐集稻葉上露水一小杯，在早午餐之間徐徐嚥下，連續三天。可到農田附近的民宿，付費央求農家代為收集。

B.原理：

《本草備要》曰：「露水，甘平止消渴，宜煎潤肺之藥。秋露造酒最清冽。百花上露，令人好顏色。稻葉上露，清肺和中；荷葉上露，辟暑清熱；芭蕉葉上露，明目駐顏。」

(21) 豬肺芹菜湯

本方適合乾咳、口乾舌燥者。

A.作法：

至傳統市場或超市購買一個豬肺，洗淨，加水八碗，煮熟，加些薑絲及一湯匙切碎的台灣芹菜，要吃的時候再加些鹽巴，一天分三次吃，每隔一天吃一次，吃到不會咳嗽為止。

B.原理：

《本草備要》曰：「豬肺，補肺，能治肺虛咳嗽，咳血者醮薏仁末食之。」芹菜，性味甘涼無毒，能清熱止咳、利尿降壓、鎮靜、健胃、消炎化瘀。但要注意不適合寒咳者。

C.實例：

陳先生，五十四歲，從事汽車修護工作，每天工作至少十小時，容易眼睛疲勞、痠澀，全身經常痠痛無力。工作煩悶之下，每天至少得抽一包香菸，使得肺功能很差，經常乾咳，血壓高。筆者勸他開始減少菸量，儘量只在飯後抽一根，其他時間想抽的時候，含一個酸梅；酸梅生津止渴，可減少尼古丁的誘惑。並且囑咐他開始吃豬肺芹菜湯，三星期後，咳嗽變少了，而他目前正努力戒菸。

(22)龜苓膏

本方適合乾咳無痰且身體不怕冷的咳嗽。

A.作法：

乃廣東出名的甜點，多半附有小包蜂蜜，利尿降火，可到超市或冷飲店購買。

B.原理：

傳統嚴格製做的龜苓膏，其主要成分是採用自然死亡烏龜的龜殼來煉製而成的，這是因為龜板有非常好的滋陰退火的功效，但近年來因保育觀念及生態破壞，龜板取得不易，因此市面上的龜苓膏都是用素的材料做成，惟其中有茯苓、洋菜等入腎、膠質成分，仍不失為一個良好的止咳點心。但要注意：吃的時候不要吃太冰的龜苓膏（拿出冰箱要退冰一陣子再吃），也不要加奶球（奶球的成分通常是椰子肉做成的，易生痰），否則會咳得更厲害。

《本草備要》曰：「龜板，甘平至陰，屬金與水，補心益腎，滋陰資智，治陰血不足、癆熱骨蒸、腰腳痠痛、久瀉久痢、久嗽咳瘧、癥、崩漏、五痔、產難、陰虛血弱之證。」李時珍曰：「龜皆靈而壽，其首常藏向腹，能通任脈（由下陰走身體前中央線至口中），故取其甲以補精、補腎、補血，以養陰也。」

《本草備要》曰：「茯苓，甘溫益脾助陽，淡滲利竅除濕，色白入肺瀉熱而下通膀胱，寧心益氣，調理營衛，定魂安魄，治憂恚驚悸、心下結痛、寒熱煩滿、口焦舌乾、咳逆、膈中痰水、水腫淋瀝泄瀉、遺精。小便結者能通，多者能止，生津止渴，退熱安胎。」《神農本草》曰：「茯苓性味甘平，主胸脅逆氣，憂恚驚邪，恐悸，心下結痛；寒熱煩痛，咳逆，口焦舌乾，利小便；久服安魂養神，不飢延年。」

3 哮喘

(1) 核桃蜂蜜膏

本方適合老人咳嗽哮喘者。

A.作法：

至大超市或南北乾貨店購生核桃一大包，蜂蜜一罐，將核桃去殼剝仁，再搗碎，加入等量的蜂蜜，攪拌均匀，每次細咀慢嚥一湯匙，一日三次，飯後配溫開水吃下，可潤肺、止咳、定喘。

B.原理：

核桃，為胡桃科植物Juglans regia L.的種子，其性溫，味甘，能溫補肺腎、潤腸通便。《本草綱目》謂能令人肥健，潤肌，黑鬚髮，利小便，去五痔，故能潤燥化痰、補氣養血、有益命門、通利三焦，常用於咳喘、腰腿疼痛、虛寒。

蜂蜜性味功效，如前所述。

C.實例：

黃小姐，五十四歲，國中老師，剛從別的學校轉到彰化某國中，因為重新適應新環境，心理負擔很大，教課比較容易緊張，每天耗盡心力準備教學資料，結果累得常感冒咳嗽，後來常吃核桃蜂蜜膏，才解決這個問題。

(2) 麥芽糖柚子

本方適合咳嗽痰多，或咳嗽氣喘者。

A.作法：

柚子肉一個，米酒半碗，麥芽糖三大匙，隔水燉之，每日服一次，可化痰止咳。若是咳嗽引發氣喘，則用柚子皮一個，刮去內層白囊部分，加入麥芽糖三大匙、一碗水，置於有蓋的磁碗中，隔水燉之，每日服一大湯匙，每日三次，可止咳定喘。

B.原理：

麥芽糖，含麥芽糖、葡萄糖及糊精，性味甘溫，能健脾和胃、補中益氣及潤肺止咳。

C.實例：

李小朋友，七歲，素來體質嬌弱，經常感冒，一有小問題，媽媽馬上帶著求醫，若是短時間沒見明顯好轉，馬上再找另一家醫院或診所，由於常吃藥，小朋友非常厭惡現代藥品的藥味，視服藥為苦差事，且因看太多醫生，吃了過多的藥物，反而使他的體力更差。後來嘗試麥芽糖柚子，罹患感冒的次數很快就變少了。

(3) 翠衣白果

本方適合體虛久咳，或氣喘咳嗽者。

A.作法：

至中藥房或市場購買銀杏，每次用十粒，先泡水至軟，於炒鍋中置油一大匙，放入銀杏與青岡菜（或長年菜，或其他青菜），及少許的水和鹽，炒之。每隔一天吃一次，連續吃三星期。

B.原理：

在結婚喜宴時，當出了幾道肉類海鮮後，常會有一道令人耳目一新的綠色菜「翠衣白果」，多半是以常年菜、干貝絲與白果合炒而成，代表吉利結子，賓主同慶的意思，由於這道菜非常爽口，客人多半會很喜歡。

(4) 蒜蜜茶

本方適合咳嗽痰多、久咳不癒或氣喘者。

A.作法：

將一大匙的大蒜蜂蜜汁，加上五倍的熱開水，溫溫的喝，早晚喝一杯，連續三天至一星期；氣喘者則連喝三個月。

蒜蜜汁的做法為，生大蒜半斤或一斤，剝去皮膜，切成薄片，或直接用塑膠袋包著大蒜粒用菜刀拍碎、去皮膜，在空氣中至少擱置十五分鐘使其充分氧化後（如此大蒜才能發揮其神奇功效），再用玻璃瓶裝入，再倒入大量的蜂蜜（龍眼蜂蜜最佳）淹沒所有的蒜頭，然後封緊開口，大約二至三個月就可倒出沖泡用。

B.原理：

蜂蜜，性平、味甘，能和百藥、解百毒、安五臟、補中氣、潤肺滑腸、健脾益胃、清熱解毒、緩解疼痛，並可抑制鏈球菌、傷寒桿菌、大腸桿菌、布魯氏菌、腸炎桿菌及痢疾桿菌的生長，故常用於哮喘咳嗽、腸炎、鼻炎、膽囊炎、皮膚炎、濕疹和燒傷等病症。

有的醫書認為大蒜與蜂蜜同時使用會有所衝突，可能會有某些副作用，但此處乃取其「相反作用」而達到祛痰止咳的效果，此方經筆者及多人試驗，並無明顯的副作用出現，應可放心食用。倘若還有疑慮者，可將蜂蜜以黑糖取代之。

(5)大白柚豬肚湯

本方適合素有氣喘而咳嗽者。

A.作法：

買一個大白柚，去掉其中的果肉，但不切開果皮；另用一個豬肚，洗淨，切成小塊狀，全部塞入大白柚的果皮中，放進磁鍋中，加上七分滿的水，以小火燉之。喝湯，豬肚可吃或不吃。連續吃幾天。

B.原理：

柚子性味酸寒、主消食，解酒毒，寬中理氣，化痰止咳；豬肚能健脾胃，減少體內製造痰涎。本方不僅可化痰止咳，尚能定喘，對於久年氣喘者非常有用。

C.實例：

伍太太，七十三歲，素有氣喘的毛病，只要天氣一變熱或變冷，她就開始咳嗽或氣喘，雖然看過許多醫生，吃過很多藥物，但時好時壞，後來嘗試吃了幾次大白柚豬肚湯，使咳嗽逐漸減少，甚至氣喘也很少犯了。

(6)醋蛋

本方適合咳嗽哮喘，或久咳不癒者。

A.作法：

用陳米醋約一百二十c.c，小火煮滾後，將雞蛋打破去殼，只用蛋白倒入醋中，數分鐘後，一次吃完蛋白，吃時加一點點鹽，每日一至二次，連服三至七天。

B.原理：

醋具有開胃、促進消化的作用，且能殺死或抑制細菌，有助於身體的免疫能力。《本草備要》曰：「醋，性味酸溫，可散瘀解毒，下氣消食，開胃氣，散水氣，治心腹血氣痛，產後血暈，癥結痰癖，黃膽癰腫，口舌生瘡，損傷積血，穀魚肉菜蕈諸蟲毒，惟多食傷筋。」

(7) 冬蟲夏草

本方適合久年咳嗽、身弱過敏的咳嗽或氣喘者。

A.作法：

至可靠中藥房購買冬蟲夏草，與烏骨雞燉煮，每週吃二、三次。或購買信用良好公司所出品的冬蟲夏草精，或冬蟲夏草膠囊，按其瓶上建議服用。

B.原理：

冬蟲夏草，為麥角菌科真菌冬蟲夏草 Cordycops sinensis（Berk.）Sacc.，是寄生在蝙蝠蛾科昆蟲幼蟲上的子座及幼蟲屍體的複合體，其性溫，味甘，能補肺益腎。

C.實例：

吳太太，七十多歲，素有氣喘的毛病，只要碰到變天，就會呼吸急促、胸口不適、咳嗽，皮膚抓癢，雖然服藥多年，情況並未改善。後來，買了冬蟲夏草靈芝精每天服一瓶，三星期後發覺呼吸愈來愈順，咳嗽亦漸漸不見，連氣喘也很少再犯了。

(8) 菠菜百合湯

本方適合身熱咳嗽、身熱氣喘者。注意本方不適合寒咳者。

A.作法：

至傳統市場或超市購買菠菜一大把，洗淨，以果汁機攪碎；並到中藥房買百合，或市場購置新鮮百合，每次用半碗量百合先泡水至軟；在鍋中加水十碗，加入碎菠菜、百合、少許鹽，當水滾時以太白粉水勾薄芡，即成。每天晚餐時吃一碗，連續吃幾天。

B.原理：

菠菜，屬於藜科植物，學名*Spinacia oleracea* L.，性味甘冷，能下氣調中、潤腸通便、活血補血、幫助消化、健強頭腦、預防發炎。現代研究分析菠菜含維生素A、C、B1、B2、B6、E，葉酸、蛋白質、鐵、鈣、鉀、鋅、銅、鎂、磷、和膳食纖維等營養成分。

C.實例：

詹先生，六十五歲，已退休，身體燥熱，容易便祕，平日頭汗很多，喉嚨常常覺得乾癢，偶而會咳嗽氣喘，血壓高，眼角血絲多且血絲尾巴有黑點。但在常吃炒菠菜，並且每天晚餐後散步半小時之後，便不再口乾咳嗽、便祕，眼角血絲也淡了許多了。

4 咳血

(1) 綠豆蓮藕湯

本方適合咳痰中有血絲者。

A.作法：

至市場購買生綠豆一包，蓮藕一條，將一碗量的綠豆洗淨，兩節的蓮藕洗淨切薄片，加水七分滿，放入電鍋中，燉一至一個半小時，每次喝一碗，一日兩三次，連續吃三至五天，可清肺止血。

B.原理：

綠豆性寒、味甘，能作用於心經和胃經經絡，能潤喉止渴、明目降壓、清熱消暑及利尿消腫。蓮藕節，為睡蓮科植物蓮Nelumbo nuclfera Gaertn的根莖節，其性平，味甘澀，能涼血止血、散瘀。而熟蓮藕性甘溫，益胃補心，能止瀉、止怒，令人歡喜。若搗爛，可塗皮膚裂開、凍瘡，因其組織特別能夠修補細微部份，如微血管出血區域。

C.實例：

魯先生，五十歲，平日喜歡在晚餐喝一二杯酒，也每天抽菸，身體傾向燥熱體質，常常乾咳，感冒時咳痰中也常出現血絲，因此筆者建議他的太太要經常煮綠豆蓮藕湯給他吃，一方面解毒清熱，另一方面可修補肺部及氣管，避免問題愈來愈嚴重。而自從常吃此湯後，魯先生的乾咳逐漸減少，且咳痰也少見血絲。

(2) 冰糖豆腐

本方適合熱感冒初起咳嗽，或偶有咳血者。

A.作法：

一碗量的傳統豆腐，加一大匙冰糖、半碗水，燉熟即可，晚餐前吃，連續吃三至七天。

B.原理：

《本草備要》曰：「豆腐，甘鹹寒，清熱散血和脾胃，消腫脹，下大腸濁氣。豆腐漿潤腸肺，清咽喉。」

(3) 花生湯

本方適合咳嗽聲啞，或咳嗽痰中有血絲者，但是不適合乾咳、熱咳者。

A.作法：

至市場購買生花生一包，將一碗量的生花生放入小鍋中，加八分滿水，以小火燉爛，注意要連花生衣（花生膜）一起煮，每次喝一碗，一日兩次，可潤肺清喉。

B.原理：

花生，性溫、味甘，能作用於肺經和胃經經絡，能化痰止咳、潤腸開胃及補虛強身。花生衣有很好的止血效果，對於呼吸道、消化道及各種原因的出血都有良好作用。

(4) 伏龍肝水

本方適合咳嗽氣逆難過，或咳嗽咳血者。

A.作法：

每天早晚以一大湯匙量伏龍肝粉末，沖熱開水一杯，徐徐嚥下，連續三天。

B.原理：

伏龍肝乃古早大灶灶心內壁上多年的黃土，內火氣積久結成如石，外赤中黃，研細水服用。灶心土乃燒雜草與木材的土灶內的焦黃土，其性味與歸經為辛溫，入脾、胃經經絡作用，能收斂止血，溫中止嘔。目前中藥界較少用，但仍可到中藥房購買看看，或到鄉下農家蒐集看看。

《本草備要》曰：「伏龍肝，辛溫調中止血，去溼消腫，治咳逆，反胃吐血，崩帶尿血，遺精腸風，癰腫，臍瘡，丹毒，催生下胎。」

(5) 豬肺薏仁湯

本方適合肺痿或咳痰中有血絲者。

A.作法：

薏仁一碗，加上一個豬肺，及水七八碗，煮熟，一天之中分三次吃豬肺及薏仁湯，每隔一天吃一次，吃三至七次。

B.原理：

《本草備要》曰：「豬肺，補肺，能治肺虛咳嗽，咳血者醮薏仁末食之。」

薏仁性甘淡微寒，能益土生金而補肺清熱，治肺痿、肺癰、咳吐膿血。

C.實例：

吳先生，六十一歲，平日就喜歡喝冰開水，吃油炸薯條、漢堡、雞塊和餅乾等零食，也不愛吃水果，結果在一次感冒時不停咳嗽，且有血絲，雖吃了不少藥，仍然沒有什麼進展。後來在聽筆者建議下，吃了五次豬肺薏仁湯，就順暢了。

5 喉痛

(1) 冰糖蓮藕

本方適合咳嗽喉痛者。

A.作法：

買嫩蓮藕一斤，將蓮藕切成薄片，加水煮沸，水滾後再煮二分鐘，撈起冷卻備用。冰糖四兩，新鮮檸檬四至七個（**檸檬與冰糖的酸甜度，可依個人口感不同加減之，沒有檸檬可用蘋果醋代替**），檸檬榨汁備用。將前面所有材料放入玻璃罐內，加入冰糖搖晃均勻以便讓材料混合，放置冰箱二天入味即可食用。

B.原理：

蓮藕節，為睡蓮科植物蓮Nelumbo nuclfera Gaertn的根莖節，其性平，味甘澀。生蓮藕能涼血、止血、去瘀。一般而言，產婦最忌吃到生冷，然獨蓮藕不忌，這主要是因為蓮藕能去瘀生新，因此產後有咳嗽現象亦可吃蓮藕來改善。

檸檬或蘋果醋的酸，能殺菌、消炎退腫。冰糖乃是將砂糖融解成飽和的砂糖溶液，使其在恆溫之下慢慢結成晶塊，其蔗糖純度很高（超過99.9％），冰糖有滋潤、止痛的作用。

(2) 百合麥冬粥

本方適合虛火上升、咽喉疼痛、肌肉微發熱而咳嗽的人。

A. 作法：

至中藥房購買百合五錢、麥冬五錢，全部請藥房用布包起，再與一杯米，加水煮成稀飯，連續吃幾天，但是本方不適合寒咳者。

B. 原理：

《本草備要》曰：「百合，甘平，潤肺寧心，清熱止嗽，益氣調中，止涕淚（肺肝熱也），利二便，治浮腫臚脹、痞滿、寒熱瘡腫、乳癰、行住坐臥不安如有鬼神的傷寒百合病。」

麥門冬，為百合科植物麥冬Ophiogon japonicus（Thunb.）Ker-Gawl.的塊根，性微寒，味甘微苦，能養陰潤肺，清心除煩，益胃生津。

C.實例：

德瑞莎伊丹，五十二歲，法國人，從小心臟右邊就有一處小凹陷，血壓常不太正常，並覺得脖子緊、背痛、偏頭痛、脹氣和胸口悶疲倦時火氣，因而感冒時咽喉特別容易疼痛。筆者告訴她到傳統市場買現成的新鮮百合，與麥門冬一起煮成稀飯，二天後胸口的氣順多了，喉嚨也不痛了。

(3) 紫蘇梅茶

本方適合咳嗽喉痛者。

A.作法：

可到大超市或市場購買醃漬紫蘇梅，每次用五個，沖熱開水一杯，攪拌五分鐘再溫溫的喝，每天喝二次，連續吃幾天。

B.原理：

紫蘇葉，為唇形花科Perilla frutescens（L.）Britt的葉，其性溫，味辛，能發表散寒、理氣和營。乃一、二年生草本植物，原產地東南亞、中國大陸中南部、印度喜馬拉雅山區。中國古代即有栽培，西元一七〇〇年由華南引進台灣，目前本省主要產地集中在苗栗縣的公館鄉。

《本草綱目》曰：「紫蘇味辛、性溫、無毒。」有解表散寒、活血定痛、和中開胃、止咳消痰、散風寒及解魚蟹毒等作用。現代藥理研究亦證明紫蘇具有刺激汗液分泌、解熱、抑菌、及促進消化液分泌，增強胃腸糯動等作用。酸梅則能生津止渴。

紫蘇是家庭的良好調味料，它有特殊的香味和色澤，用於烹調或醃漬物，不但可以增添風味還兼具殺菌效果，一般而言，紫蘇有兩種：青紫蘇口感較嫩，適合生吃，而紅紫蘇較適合醃漬。日本人最喜愛將它拿來調味或染色，如：拌飯、製糖果、速食品之佐料等，日式料理中亦常與海鮮搭配，一方面可抑制生鮮食物的腥味，一方面又可殺菌解毒。

C.實例：

呂先生，六十八歲，有杵狀的指甲，平日心肺功能較弱，很容易感冒。感冒時容易痰多咳嗽，而且感冒後腸胃會有脹氣，膝蓋也會痠起來，兩腳冰冷，後來改喝紫蘇茶，不僅改善了感冒咳嗽症狀，也調整了胃腸脹氣。

(4) 黃色蜜餞橄欖

本方適合咳嗽且喉嚨痛或濃痰咳不出的人使用。

A.作法：

至超市或傳統市場購買。飯後吃一顆，可化痰潤喉，強化扁桃腺，常保喉嚨順暢，有抵抗力。

B.原理：

《本草備要》曰：「橄欖，性溫，味甘澀，為肺胃之果，能清咽生津，除煩醒酒，解河豚毒及魚骨鯁。」

C.實例：

李小姐，二十六歲，推銷員，每天工作時需要講很多話，以致於常常喉嚨發炎、乾咳，雖然試著含各式的喉糖，但還是不舒服。後來每餐飯後就含一顆黃色蜜餞橄欖，三天後就不再喉嚨痛、咳嗽了。

(5) 熱楊桃茶

本方適合咳嗽喉痛者。

A.作法：

以兩個楊桃切片，燉一大匙麥芽糖，或至傳統市場直接買濃縮楊梅汁，以一比六比例沖熱水，不定時溫溫的喝。

B.原理：

楊桃有化痰、下氣、和中、清熱、生津、止咳、利尿、解毒、醒酒等功效。麥芽糖，含麥芽糖、葡萄糖及糊精，性味甘溫，能健脾和胃、補中益氣及潤肺止咳。

C.實例：

蔡同學，十六歲，平日放學補習後，總會買些炸雞塊來吃，週末假日時又喜歡上網打電腦遊戲，常常睡眠不足，久而久之火氣很大，只要一感冒就會咳嗽喉嚨痛。這時候，他的母親就會趕緊泡一杯有點鹹有點酸甜的熱楊桃茶，給他小口小口地嚥下，如此他的咳嗽很快就改善了。

(6) 梅子茶

本方適合突然咳個不停，或咳嗽兼有咽喉疼痛者。

A.作法：

每天早晚各喝一次梅子茶，即用五個梅子，加一點點鹽，沖熱開水一杯（約二百c.c），再趁溫溫的徐徐嚥下。可到中藥房購買烏梅，或直接買紅鹹梅來沖泡，鹹梅在傳統市場常會有小販擺開來賣，超市亦能找到，不妨多走幾次就容易買到。

B.原理：

《本草備要》曰：「烏梅性味酸澀而溫，脾肺血分之果，功能斂肺、澀腸、涌痰消腫、清熱解毒、生津止渴及醒酒殺蟲。主治久咳、瀉痢、瘴瘧、霍亂、吐逆反胃、勞熱骨蒸、安蚘厥、去黑痣、蝕惡肉。惟多食損齒傷筋。」

6 久咳不癒

(1) 銀耳百合蓮子湯

本方適合有久咳無明顯症狀者。

A.作法：

可到超市或中藥房購買白木耳、百合、蓮子各等分（如各用二兩），直接加冷水六碗，煮熟後，再加冰糖。每天早晚吃一碗，連續吃幾天。

B.原理：

白木耳，俗稱銀耳，性平味甘，能作用於肺、大腸、脾、胃及腎經，應用非常普通。

蓮子為睡蓮科植物蓮Nelumbo nuclfera Gaertn的種子，其性平，味甘，能養心益腎，補脾澀腸，有益於十二經脈血氣，澀收精氣，厚實腸胃，除去寒熱。

C.實例：

劉小姐，六十六歲，住台北市麗水街。患有氣喘，只要一遇變天就發作咳嗽，臉色蒼白、手腳無力、呼吸急促，全身包得緊緊的，又戴帽子，又戴圍巾的，深恐保護不周又起氣喘。於是筆者教她晨起睡前按胸口十五分鐘，並每天吃一次白木耳百合蓮子湯，逐漸地她咳嗽與氣喘減少了。

(2) 蘋果膏、檸檬蘋果

本方適合久咳不癒、乾咳者。

A.作法：

將五個蘋果洗淨，去心削皮或不削皮，切成小塊，加一碗水，蜂蜜二大匙，以小火慢燉至軟即可，或燜煮直到成膏糊狀，每次吃三大湯匙，一日二至三次，連續吃幾天。

或者是烤檸檬蘋果，做法是利用湯匙挖出蘋果中間的蒂，但注意別把底挖破，再倒半個檸檬汁進去中間挖空部份；然後以將蘋果用針狀物刺些小洞，放進預熱180度的烤箱中烤一小時，取出，吃完，每日一個，連續吃幾天。本方適合各種咳嗽。

B.原理：

蘋果，性涼、味甘，入心、胃、肺二經，能潤肺悅心、清熱化痰、補中益氣及開胃制酸（但新鮮蘋果汁會增加胃酸）。

(3) 杏仁貝母茶

本方適合肺虛而久年咳嗽的人。

A.作法：

三百c.c熱開水沖一大湯匙的杏仁粉，加一小匙貝母粉、冰糖。杏仁粉可在傳統市場上的攤位買得到，貝母粉可在中藥房購買，可止咳祛痰，增發聲力氣。有些超市可買得到即溶的「杏仁貝母茶包」，非常方便。

B.原理：

《神農本草》曰：「杏仁性味甘溫，主咳逆上氣，雷鳴喉痺（類似今之急性咽炎），下氣產乳，金創寒心，賁豚（腹中一股邪氣往上衝）。」

貝母，為百合科植物，品種有：卷葉貝母Fritillaria cirrhosa D. Don、暗紫貝母Fritillaria unibracteala Hsiao et K.C. Hsia.、甘肅貝母Fritillaria pryewalskii Maxim.或棱砂貝母Fritillaria delavayi Franch等，其性涼，味甘苦，能潤肺止咳、散結化痰。

《本草備要》曰：「貝母，性味微寒苦能瀉心火，辛能散肺鬱、潤心肺、清虛痰，主治虛勞煩熱、咳嗽上氣、吐血咳血、肺痿肺癰、喉痺、目眩、淋瀝、癭瘤、乳閉、產難。功專散結除熱，敷惡瘡，斂瘡口。」

C.實例：

曹太太，六十五歲，患有肺氣腫多年，臉色常白得像粉筆。此外，她常咳嗽，胸部一天到晚都是糾緊悶痛，頭也常覺得重重的，全身無力，非常困擾。經每天喝此茶後，精神體力逐漸改善。

(4) 大蒜冰糖汁

本方適合久咳、小兒百日咳者。

A.作法：

大蒜五瓣去膜切片，加一大匙冰糖，用熱開水泡在磁碗中二小時，再以溫開水沖服，每次一匙，每日二至三次。

B.原理：

大蒜，為百合科植物大蒜 Allium sativum L.的鱗莖，其性溫、味辛，能解毒、健胃、殺蟲。據現代研究大蒜有殺菌、消腫、健胃、祛風、通竅、下氣、解毒等功效，可活化細胞，促進正常新陳代謝，改善異常代謝，提高免疫力系統，提高生物性恆常機能，可抑制、甚至殺死多種細菌與病毒，預防流行性感冒。

《本草備要》曰：「大蒜，辛溫開胃，健脾，通五臟，色極臭能達諸竅，去寒濕，解暑氣，辟瘟疫，搗爛以麻油調敷可消癰腫，破癥積，化肉食，殺蛇毒蠱毒，治中暑不醒，鼻血不止，搗納肛中能通幽門而通大小便，傅臍能達下焦，消水，利大小便，獨頭大蒜切片艾灸，一切癰疽惡瘡腫核尤良。然其氣薰臭多食則生痰動火，散氣耗血，損目昏神。佛家道家修道者皆以之為戒。」

冰糖乃是將砂糖融解成飽和的砂糖溶液，使其在恆溫之下慢慢結成晶塊，其蔗糖純度很高（超過99.9%），冰糖有滋潤、止痛的作用。

C.實例：

蔡太太，五十三歲，大賣場服務員，由於工作需要久站，搬貨擺架子上，肩膀容易痠痛，小腿也常抽筋，加上賣場冷氣又強，因此感冒後，咳嗽雖然不嚴重，但卻一直好不了，後來常吃糖大蒜，每天按壓手掌正中胸肺的反應區，並少吃冰冷油炸食物，狀況也有所改善。

(5) 燕窩

本方適合乾咳，或肺虛久咳，或咳嗽且便祕者。

A.作法：

至大超市或公教中心購買信譽良好公司出品的燕窩禮盒，每日喝一瓶，連續一星期至數星期。本品較為昂貴，取得不易，且為保育之故，可列為止咳食品的最後選擇。

B.原理：

《本草備要》曰：「燕窩，甘淡平，大養肺陰，化痰止咳，補而能清，為調理虛勞之聖藥，一切病由於肺虛，不能肅清下行者，此皆可治之。且能開胃氣，潤大小腸，已勞痢，益小兒痘疹。」

7 過敏咳嗽

(1) 山藥粥

本方適合體虛久咳或身弱過敏咳者。

A.作法：

至市場或超市購買山藥，將稀飯先煮熟，加入削好皮的山藥塊，煮十分鐘即可。每天吃一次，或每週至少吃三次，連續吃幾個星期或數個月來改善體質。

B.原理：

山藥，為薯蕷科植物薯蕷Dioscorea opposita Thunb.的塊莖，其性平，味甘，能健脾胃、益肺腎、補虛羸。脾胃健康，就不會生痰致咳；肺腎強壯，就不會呼吸短促、體力衰弱，容易咳嗽了。

(2) 山藥水梨汁、山藥蘋果甘蔗汁

本方適合身體虛熱且有咳嗽、熱喘，或容易過敏咳嗽者。

A.作法：

每天喝二、三次生山藥與水果打成的果汁，每次喝一杯，大約二百至三百c.c，連續吃到好為止。要注意的是，打成果汁後要現喝，免得營養被空氣破壞，所用食材最好不要用冰過的，因為冰的東西會致咳。

山藥水梨汁：生山藥洗淨，削皮，切小塊，大約一碗的量；水梨一個，削皮去心，亦切小塊，和山藥塊一起放入果汁中，再加適量的白開水，打成果汁喝。

山藥蘋果甘蔗汁：山藥作法如前，蘋果一個洗淨削皮，切成小塊，新鮮甘蔗汁一大杯，打成果汁。

這兩種果汁，不但止咳，對於腳臭、腳底皮膚脫皮、更年期虛熱不安等都有明顯效用。

B.原理：

《本草備要》曰：「山藥，色白入肺，味甘歸脾，入脾肺二經；補其不足，清其虛熱，所謂陰不足則內熱，補陰故能清熱；固腸胃，潤皮毛，化痰涎，止瀉痢，能滲濕故可化痰止瀉；肺為腎母，故又益腎強陰，治虛損勞傷，如八味地黃丸用之以強陰。脾為心子，故又益心氣，因子能令母實；因山藥性澀，亦治健忘遺精；生搗敷癰瘡、治腫硬，因山藥能消熱腫，蓋補其氣則邪滯自行；選其色白而堅者入藥。」

《本草備要》曰：「梨，性寒，味甘微酸，能潤肺、涼心、燥痰、降火止渴、解酒、通利大小腸，可治傷寒發熱、熱嗽痰喘、中風失音。切片可貼燙火傷。惟若多食生梨腹內會太冷而下痢，因此脾虛泄瀉、乳婦及血虛者忌之。」

(3)羊奶、羊乳片、羊奶飯

本方適合體虛咳嗽、久咳不癒、老人咳喘，或容易過敏咳嗽者。

A.作法：

每天喝三次鮮羊乳，或羊奶粉泡的羊乳，每次喝一杯，大約二百至三百c.c，連續幾天，吃到好為止。或是每隔二小時口含一次羊乳片（每次三片）。羊奶粉可在各大超市購買得到，澳洲或紐西蘭進口的品質均不錯。將羊奶粉二大匙沖熱開水（加不加糖皆可）攪勻後，淋在白飯上，午晚餐時當正餐的配菜吃。

B.原理：

羊乳，性溫，味甘，能潤肺補虛、止咳定喘。《本草備要》曰：「羊乳，甘溫，補肺腎虛，潤胃脘大腸之燥，治反胃消渴口瘡舌腫，含嗽蜘蛛咬傷。」

據現代醫學研究羊乳含某種酵素能減輕氣喘與過敏，並可能會促進上皮細胞的生長，活化口腔、咽喉、食道、胃腸等之表皮細胞，加速新陳代謝，改善呼吸與消化系統。

(4) 清燉羊肉湯

本方適合虛寒體質的過敏咳嗽及久年寒喘者。注意本方不適合乾咳、熱咳者。

A.作法：

每週吃三次清燉羊肉湯，可迅速改善體質。

B.原理：

《本草綱目》中提到：「羊肉，能暖中補虛、利肺助氣、豁痰止喘、健脾開胃、益腎強身、養膽明目」。故羊肉常用於肺結核、哮喘、貧血、產後氣血兩虛、腰膝痠軟及一切虛寒衰弱病。

(5) 雪蛤膏

本方適合體虛久咳者。

A.作法：

雪蛤膏，乃東北蛤士蟆冬眠前所儲藏的脂肪營養物質，滋潤肺胸，營養豐富，可至大超市購買瓶裝禮盒，或到港式冰飲店購買，吃起來像白木耳、燕窩的味道。

讀者到大的南北乾貨市場（如台北市的迪化街）購買雪蛤膏，一定要先用滾水浸泡過一小時後，將水倒掉，再加入新的滾水與薑汁，這樣才能祛除雪蛤的腥味，以小火煲半小時，然後再換冷水浸泡，這樣就能很容易將黑色雜質揀出來。清潔後的雪蛤膏隔水燉，可保存其營養成分。大約再用小火煲二小時，即可加入適量紅棗增添些美味。

注意不要吃冰的雪蛤膏，要吃熱的雪蛤膏才會有作用。外感初起者，大便稀爛、無胃口者都不宜食用。

B.原理：

雪蛤，生長在北方極寒的森林中，形似蛤而名。雪蛤膏，學名「蛤士蟆油」（哈蟆油），為蛙科動物中國林蛙Rana temporarla chen-slnensis David，或黑龍江林蛙Rana amurensls Boulenger，雌性的乾燥輸卵管，其性平，味甘鹹，能潤肺養陰、補腎益精。

雪蛤膏取成年雌性雪蛤體內之精華，以塊大肥厚，顏色淡黃而帶光澤者最佳，有潤肺、滋補美容之功。

C.實例：

謝太太，四十五歲，家庭主婦，看起來白白胖胖，身體很健康似的，但實際上是外強中乾，身體虛弱，常常會過敏的咳幾聲，雖然試過很多方法治療，但效果都不好，後來每天到港式點心店吃一碗雪蛤膏，一星期後發覺咳嗽愈來愈少了，她更加有信心，繼續吃了一個多月，真的就很少發生咳嗽了。

8 小兒百日咳

(1) 胡蘿蔔湯

本方適合小兒百日咳者。

A.作法：

胡蘿蔔一條洗淨不削皮，切塊，紅棗七個皮劃開，煮湯，加一點點鹽巴，每次飯後喝半碗，連續喝三至七天。

B.原理：

胡蘿蔔，性味辛甘微溫，能健胃、明目、潤膚、祛痰、益髮、驅蟲、防癌。

C.實例：

周小朋友，五歲，由於早產，體質虛弱，時常傷風感冒，容易鼻涕倒流，喉中似有很多痰梗塞，一咳起來常連續二、三星期，雖瞧過醫師按時吃藥，仍然時好時壞。後來嘗試喝了幾次胡蘿蔔紅棗湯，咳嗽就逐漸減輕了。

(2) 栗子冬瓜茶

本方適合小兒百日咳者。

A.作法：

至市場購買生栗子一包，冬瓜糖一塊，帶鬚的玉米三個，將五個栗子稍切開殼幾道，加上搗碎的冬瓜糖三湯匙，玉米鬚三束，放入小鍋中，加水七分滿，煮滾後，再滾五分鐘，每次溫溫的喝一湯匙，一日三次，可清肺止咳。

B.原理：

栗子性溫，味甘，能作用於脾經、胃經及腎經經絡，能健脾補腎，強筋活血，滋補強壯，常用於瘀血腫痛、腰腿疼痛、虛弱體質的改善。

冬瓜，為葫蘆科植物冬瓜 Benincasa hispida（Thunb.）Cog 的外果皮，性微寒，味甘，能鎮咳祛痰、瀉熱消暑、散熱毒、益脾、化濕、利二便、消水腫。

玉米鬚，為禾本科植物玉蜀黍 Zea mays L. 的花柱和柱實，其性平，味甘，能利水通淋、止血、降血壓。常用於清熱、利尿、消炎，降低血壓、血糖或血脂，故常用於高血壓、糖尿病、腎臟病、高脂血等症。

(3) 冰糖鴨蛋

本方適合久咳聲啞、小兒百日咳者。

A.作法：

買冰糖一包、青殼鴨蛋數個。取出一個鴨蛋白液體，一小匙冰糖加一點點冷水溶化，將鴨蛋白汁及冰糖液放入玻璃杯或碗中，以滾燙熱開水沖之，再緩緩溫服，每日早晚各一次，連續喝幾天，喝到不咳為止。

沒有膽固醇過高問題的人，可以持續喝一星期，停兩天，若仍咳，再喝三天。不敢直接喝冰糖鴨蛋白者，可做成「冰糖蒸蛋」，即將冰糖加入冷水溶化，再倒入鴨蛋的蛋白攪拌，蒸熟即成，分幾次食用。

B.原理：

蛋白有滋潤呼吸道的作用。冰糖乃是將砂糖融解成飽和的砂糖溶液，使其在恆溫之下慢慢結成晶塊，其蔗糖純度很高（超過99.9%），有滋潤、止痛的作用。

C.實例：

陳先生，五十二歲，牙醫師，工作時需長時間站立，而且常錯過正常的用餐時間，以致胃腸蠕動不佳，一吃飯就會脹氣，空閒時又喜歡抽菸，結果沒事就會咳幾聲，且聲音沙啞。試過許多藥物與食療，卻一直沒有明顯改善，直到喝了冰糖鴨蛋，並常常做筆者教導的腳趾頭運動（腳趾頭儘量張開，緩緩吐氣；儘量收縮時，緩緩吸氣），才逐漸停止咳嗽。

9 胸悶咳嗽

本方適合咳嗽胸痛、痰濃味臭、呼吸急促，或熱咳，或癆嗽咳血者。

(1) 薏仁百合粥

A.作法：

將薏仁四兩、百合一兩、米半杯，洗淨，用一小鍋加水七分滿，再放進電鍋中蒸熟後，再加適量的冰糖，早晚各吃一碗，連續吃幾天。可至大超市購買大薏仁（在五穀乾貨部）與百合（在生鮮部），在傳統市場偶而也有新鮮百合販賣，在中藥房則只賣乾品，新鮮百合較好吃。

B.原理：

薏仁，為禾本科植物薏苡Coix lachryma-jobi L. var. ma-yuen（roman.）Stapf的種仁，性涼，味甘淡，生薏仁能健脾補肺、滲濕排膿；炒薏仁功專健脾和中。《本草備要》曰：「可治肺痿、肺癰、咳吐膿血、風熱、筋急痙攣等病，但其力和緩，用之須倍於他藥。」

百合，為百合科植物，有百合 Liliumbrownii F.E.Brown var. colchesteri WILS.，細葉百合Lilium pumilum DC. 或麝香百合Lilium longiflorum thunb 等多種

植物的鱗莖之鱗葉，性平，味甘微苦，能潤肺止咳、清心安神、補中益氣及補腦抗老。常用於肺熱咳嗽、肺癆吐血、肺癰、百合病、虛煩驚悸、神經衰弱、腳氣浮腫、癰腫發背和瘡腫。

C.實例：

范太太，四十多歲，餐廳工作者，每天在廚房工作的時間非常多，由於廚房油煙多，常口乾舌燥，只要一感冒，就會胸悶咳嗽，痰多濃稠，而且一咳嗽就咳一二星期，加上晚上收工都很晚，身心非常疲累。經筆者教導後在傳統市場買了一大包新鮮百合，每天與薏仁煮了當點心吃，發覺痰變稀，咳嗽漸漸減輕，喉嚨也較不會乾痛了。

(2)銀杏百合

本方適合咳嗽心弱，或咳嗽且失眠者使用。

A.作法：

銀杏十顆，乾百合一大匙，分別泡水至軟，裝入小碗公中，加入一大匙冰糖，放進電鍋中蒸熟即可。每天晚餐前吃一碗，連續三至七天。銀杏與百合可在中藥房購買。

B.原理：

白果，又名銀杏，為銀杏科植物銀杏Ginkgo biloba L.的種子，其性平，味甘苦澀，色白入肺，能定痰哮、斂嗽喘、止帶濁、縮小便。注意白果有小毒，能消毒殺蟲，但不能吃多，否則會令人脹滿難過。《本草備要》曰：「白果，甘苦而溫，性澀而收，熟食溫脾益氣，生食降痰、解酒和消毒殺蟲。」

C.實例：

林太太，四十多歲，油漆工作者，每天跟著丈夫在各個工地作業，雖然現今油漆已進步，較少有刺鼻的味道，但由於每天工作的時間非常長，且調配顏色時得加入較有氣味的溶劑，因此常會胸悶咳嗽，且常在半夜咳嗽而睡不好，長久以來人變得很虛。

經筆者教導後，在市場買了一小包新鮮的銀杏，每天與百合煮了晚餐後吃，發覺咳嗽漸漸改善，也不會失眠了。

(3) 白蘿蔔

本方適合咳嗽痰多且胸悶怕冷者。

A.作法：

以白蘿蔔治咳的方法有很多，以下介紹六種常用的方式：

方法一：白蘿蔔一個洗淨，削皮切塊，加水煮湯，加一點點薑絲、鹽巴、白胡椒、橘子皮，每天早晚喝一碗，連續吃三至七天。

方法二：白蘿蔔一個洗淨，削皮切塊，生薑三薄片，水梨一個去心不削皮，放進小鍋，加滿八分水，煮滾後再煮五分鐘，去渣，一天中當茶水喝，連續喝三至七天。

方法三：白蘿蔔一個洗淨，削皮切塊，鹽陳皮一湯匙量，加滿八分水，煮滾後再煮五分鐘，去渣，一天中當茶水喝，連續喝三至七天。

方法四：白蘿蔔一個洗淨，削皮切塊，放入磁碗，加入麥芽糖二大湯匙，用電鍋隔水蒸熟，每天早晚吃一些，連續吃三至七天。

方法五：白蘿蔔一個洗淨，削皮切塊，加水煮湯，煮好後，加適量的鹽巴，喝的時候加一撮蔥花，每天早晚喝一碗，連續吃三至七天。

方法六：白蘿蔔半個洗淨，削皮，挫成泥狀，加五個生核桃，加一匙冰糖，燉熟，吃核桃，每天早餐時吃，連續吃三至七天。

B.原理：

白蘿蔔，性味辛甘平，能祛痰止咳、潤喉理氣、消食行滯、止血散瘀、利尿解毒、醒酒止渴。蘿蔔子亦能祛痰止咳。《本草備要》曰：「萊菔（俗稱蘿蔔）花白者入藥，辛甘屬土，生食升氣，熟食降氣，寬中化痰，散瘀消食。治吐血、鼻血、咳嗽吞酸、利二便，解酒毒、制麵毒、豆腐積。生搗治噤口痢、止消渴、塗跌打湯火傷。多食滲血，故白人髭髮。」

蘿蔔的子，稱為萊菔子，其性味辛入肺，甘走脾，長於利氣，生能升，熟能降，升則吐風痰、散風寒、寬胸膈、發瘡疹，熟而降則定痰喘嗽、調下痢後重、止內痛。朱丹溪先生曰：「萊菔子治痰，有衝牆倒壁之功。」故許多中醫師在治咳藥方都會再加萊菔子以求得好效果。

10.其他

(1)枇杷

本方適合輕型的咳嗽，或體質虛弱常咳嗽者。

A.作法：

在枇杷盛產季節，每餐吃十個枇杷。

B.原理：

枇杷，為薔薇科植物枇杷Eriobotrya japaonica（Thunb.）Lindl.之果實，性平、味甘酸無毒，入胃、肺二經，能降火消痰，清肺和胃，可治咳嗽痰多、燥熱煩渴、嘔家、小兒急驚風等症。枇杷葉，性平，味苦，為清涼下氣要藥，主清肺止咳、和胃降氣，故常用於清熱解暑、嘔逆口渴、熱咳痰多。《本草綱目》曰：「和胃降氣清熱，解水毒、療腳氣。」若用蜜炙法炮製的枇杷葉，稱蜜炙枇杷葉，潤肺止咳力增，中醫止咳處方常用之。

新鮮的枇杷大約每年國曆二、三月出產，一斤在新台幣一百至一百五十元之間，此時享用美味可口。至於川貝枇杷膏，坊間有不少知名廠商出品，惟許多朋友不管什麼類型的咳嗽都買來猛喝，結果咳嗽仍然好不了，甚至於拖得更久，事實上市售的枇杷膏其性質多偏向「涼」，因此較適合乾咳或燥咳的朋友，若是咳嗽身冷、會流清鼻水，或痰清多泡者都應避免使用。

(2) 黑米粥

本方適合體虛乏力、咳嗽微喘者。

A.作法：

早餐時吃一碗，連續吃一陣子。做法是用黑糯米約一百五十公克，洗淨後再浸泡一小時，以大火煮沸後，改用小火熬成粥狀，再加入適量的冰糖攪拌均勻。在泰國餐廳飯後常有黑糯米甜點，多半是冰的，但也可要求做成熱飲，惟其中多加有椰奶，較不適合咳嗽者食用。

B.原理：

黑米，性溫，味甘，能健脾補中、補血益氣、潤肺滋陰，常用於咳喘、頻尿、貧血、心悸、短氣、脾虛、胃弱等症。

(3) 浮石水

本方適合痰黃濃稠且有咳嗽者。

A.作法：

每天早中晚各喝一杯浮石水，連續喝三至五天。浮石水作法為用剛煮沸的滾燙熱水沖入一個拳頭大的海浮石，等水涼後再喝。海浮石可在中藥房、傳統雜貨店或風景區販售店購買。

B.原理：

海浮石，為分布中國南方沿海各地之火成岩類浮石塊狀物，或胞孔科動物脊突苔蟲（Costazia aculeata CANU et BASSLER）、瘤苔蟲（C. costazii AUDOUIN）等之骨骼，《本草備要》曰：「浮石，鹹潤下，寒降火，色白體輕，入肺清其上源，止咳止嗽，通淋軟堅，除上焦痰熱，消癭瘤結核。」

海浮石是一個獨特的東西，因為石類皆降，然海浮石獨升，凡升浮的藥物，都主上行而向外，故能清肺之上源。海浮石以鬆脆輕鬆而呈淡灰白色，能浮水，表面均勻，且乾爽無碎粉者為佳。

(4) 大蒜鹽巴水

本方適合咳嗽且喉嚨發炎者。

A.作法：

大蒜五瓣去膜切碎，加一匙鹽巴，沖冷開水一杯，以此水漱口，每日數次，連續三天。

B.原理：

鹽，性味鹹寒，能殺菌、軟化濃痰或硬塊。《本草備要》曰：「食鹽，鹹能潤燥而辛泄肺，故治痰飲喘逆；鹹能軟堅，故治結核積聚，又能湧吐醒酒解毒殺蟲，定痛止癢。然多食亦傷肺，走血滲津發渴，凡血病哮喘、水腫消渴人為大忌。」

(5) 清蒸鯉魚

本方適合咳嗽兼濕重或水腫者。

A.作法：

至市場或大超市購買攤販已處理好的鯉魚，魚身上用刀略為劃幾道紋路，兩面抹上少許鹽，再將一小塊量嫩薑絲、一小匙豆豉、少許淡色醬油撒在魚身上，放進電鍋中清蒸，晚餐前吃一條，連續吃幾天。

B.原理：

鯉魚性平、味甘，能止咳、定喘、發汗、利尿、消腫、催乳，常用於濕重咳嗽、孕婦水腫、產後無乳或少乳、腎炎、尿道炎等症。故《本草備要》曰：「鯉魚，甘平，下水氣，利小便，治咳逆上氣、腳氣、黃疸、妊娠水腫。」

(6) 鵝肉湯

本方適合咳嗽痰喘，或咳嗽痰液稀薄者。

A.作法：

至市場或大超市購買攤販已處理好的鵝肉塊，加上薑絲、少許水，煮湯，煮熟後加些鹽與香菜，晚餐前吃一碗，連續吃三天。

B.原理：

鵝肉，性平、味甘，能止咳、化痰、和胃、止渴、益氣、補虛。常用於濕咳嗽痰喘、痰液稀薄、容易感冒、大便稀爛不成形、小便不順者等症。民間傳說常以鵝肉和白蘿蔔一起燉湯食用，一年四季不咳嗽。

(7) 鴨肉湯

本方適合咳嗽且有虛熱者。

A. 作法：

至市場或大超市購買攤販已處理好的鴨肉塊，煮湯，煮熟後加些鹽，晚餐前吃一大碗，連續吃三天。

B. 原理：

《本草備要》曰：「鴨，甘冷入肺腎血分，滋陰補虛，除蒸止嗽，利水道，治熱痢。如能取到白毛烏骨者，為虛勞聖藥，因取其金肅水寒之象也。」

(8) 佛手乾

本方適合咳嗽痰多且易消化不良或有脹氣者。

A. 作法：

佛手乾乃用佛手乾燥煉製而成，有化痰功效。有咳嗽的人，隨時隨地口含二粒小塊狀金桔佛手乾，或用一小匙量的佛手乾沖熱開水一小杯，悶成茶來喝，即可祛痰止咳。

B.原理：

《本草備要》曰：「佛手，入脾肺二經，兼入肝經，能理上焦之氣而止嘔，進中州之食而健脾，可除心頭痰水，平肝胃氣痛。」

C.實例：

林太太，四十多歲，家庭主婦，常肝氣鬱悶而胃腸蠕動差，飯後素有脹氣的毛病，尤其感冒咳嗽時，一氣不順就會使得肚子會更難過。後來，筆者建議她只要有進食，就口含兩小粒佛手乾，幾天下來，不但脹氣消了，咳嗽也漸漸不見。

(9) 熱檸檬汁

本方適合任何一種咳嗽。

A.作法：

用新鮮檸檬切半個，擠出汁，灑入一公克鹽巴，再沖熱開水一杯，並且趁熱喝。每天喝三次，連續吃幾天。或是以檸檬切二個薄片，加上一公克鹽巴，熱開水一小杯沖之，趁溫溫的喝。第二次回沖時，不用再加鹽。檸檬以綠皮者為佳。

B.原理：

檸檬汁與熱開水混合後，會產生一種特殊的作用，能較徹底地清除呼吸道中的痰液，止咳順氣，暢通呼吸道。

鹽，性味鹹寒，能殺菌、軟化濃痰或硬塊。《本草備要》曰：「食鹽，鹹能潤燥而辛泄肺，故治痰飲喘逆；鹹能軟堅，故治結核積聚，又能湧吐醒酒解毒殺蟲，定痛止癢。然多食亦傷肺，走血滲津發渴，凡血病哮喘、水腫消渴人為大忌。」

C.實例：

李太太，五十歲，家庭主婦，經常做家事到半夜，搞得身體很虛弱，時常感冒咳嗽。以前生病時，都隨便買成藥吃，但只要一服西藥，整天就昏沈沉的，什麼事也無法做。原來感冒藥裡大都有抗組織胺的成分，其副作用就是會引起嗜睡。自從喝熱檸檬茶後，不僅恢復比較快，也不會一直咳嗽，或有藥物副作用而醒不過來。

(10) 蓮藕茶

本方適合任何一種咳嗽者。

A.作法：

蓮藕一根，削皮切成薄片或小塊，加水六碗，先用大火煮約十分鐘，再改用中火慢慢熬，俟蓮藕半熟後，即可將適量的冰糖放進去，再熬約半小時，讓蓮藕變得愈鬆愈軟，湯變成暗紅顏色，即可關火。每天吃藕喝湯三四次，連續吃幾天。煮熟時亦可再加入生蛋白，治咳嗽聲啞更有效。

或是以半碗的蓮藕粉，倒入一個小鍋中，加冷水八分滿，先攪拌均勻成糊狀，再點瓦斯火，以中火或小火煮，一邊煮的時候要一邊攪動，以免結塊，煮至暗紅色即可。

B.原理：

蓮藕節，為睡蓮科植物蓮Nelumbo nuclfera Gaertn的根莖節，《本草備要》曰：「其性平，味甘澀，能解熱毒、消瘀血、止吐衄淋痢、一切血證。」蓮藕特別能夠修補人體內細微部份，如：支氣管、肺泡等。熟蓮藕性甘溫，益胃補心，能去瘀生新、補養五臟。蛋白能潤喉滋音。

C.實例：

林小姐，四十九歲，小學老師，上呼吸道的抵抗力較弱，三十六歲時，喉嚨長繭曾開刀，開刀後只要天氣不好，喉嚨就不舒服，也常感冒。感冒時聲音一定會沙啞、痰很多與咳嗽。後來嘗試多喝熱蓮藕茶，逐漸地感到比較不咳了，痰也少了，說話時也沒那麼啞，現在連沒感冒的時候都喝，並且在脖子上常圍一條絲巾，一年來就不像從前那麼容易感冒了。

第六章

自然止咳療法

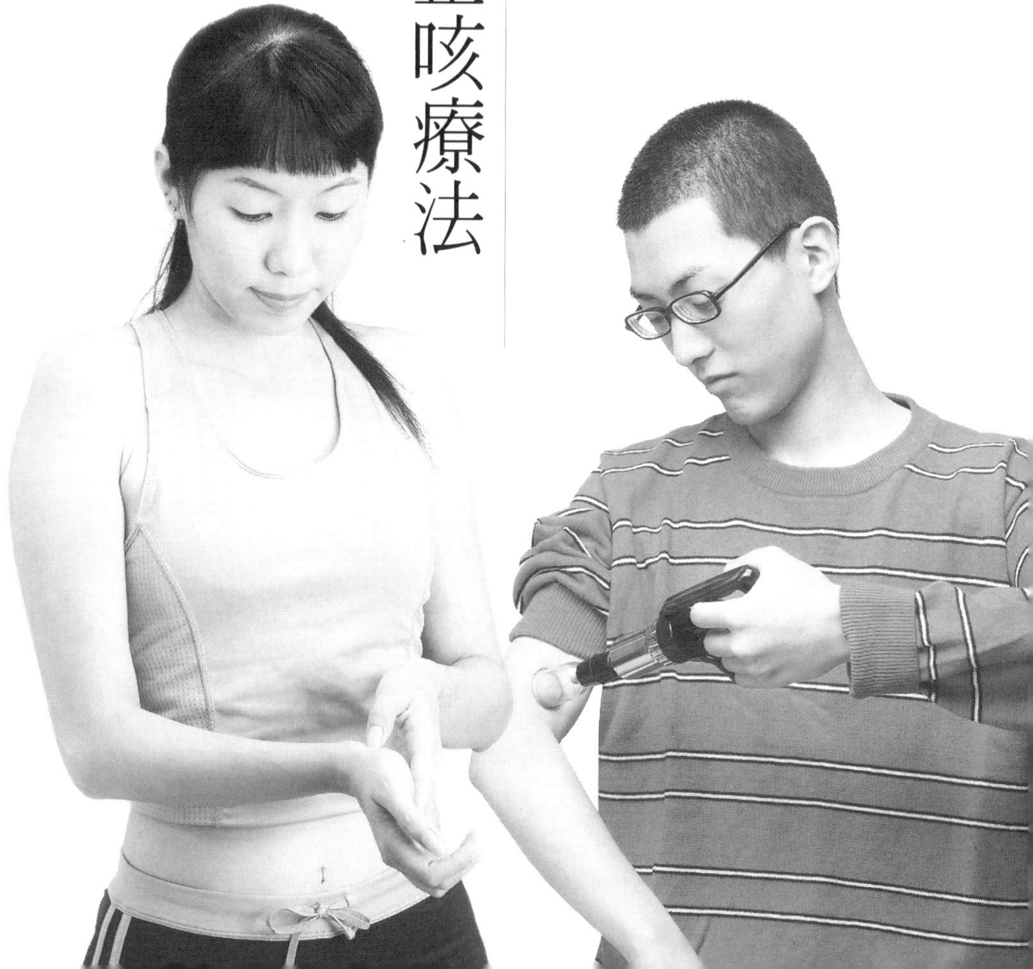

不論是大人或小孩，咳嗽一拖久，就往往會在半夜咳得很厲害，只要一個人咳嗽，常會驚天動地的咳個不停，搞得全家老小都不得安寧，儘管吃藥、打針、按摩等等任何方法都用盡了，仍舊是止不住，真是令人著急與氣惱萬分。

因此，在這兒筆者提供了非常多且迅速有效的止咳自然療法，相信可以很快地幫你解決這個惱人的問題！

1 敲打止咳法

「肺主一身之氣」，假使肺經不通暢，不但元氣衰弱，呼吸系統也會失常，而「氣為血之帥」，氣一旦不足就無法推動血液的運行，如此惡性循環，氣血兩虛就更容易發生咳嗽了。

肺經（手太陰肺經經絡）主要的經行時間為「凌晨三點到五點」，開始於肺部，經氣管、喉嚨、鎖骨到腋窩，沿著上肢內側前緣，經手肘內面凹窩，手臂內側前緣，到達大拇指端。我們的身體左右側都有肺經經絡，可先從單側拍打起，兩側都敲打，效果立現。

❶首先將左手臂稍向前伸（手掌向上），接著用右手拳頭下緣肉較厚實的部位，在胸部左上角敲打約三分鐘（如圖❶），使喉嚨感覺癢癢的而「自動咳嗽」，如此能清出無數累積在呼吸道的細菌與病毒。身體較好或病情輕微者，輕敲幾下就會自動咳嗽；病情較重者如：抽菸者或肺功能較差者，可能要敲五分鐘以上才會咳嗽。

❷敲完肺經開始的胸部左上角，再沿著左肩膀內側、左手臂內側（向外約三分之一沿線）往下敲打按摩，一直拍到左大拇指內側邊緣為止（如圖❷-A～❷-C），每次至少拍打五分鐘至十分鐘，敲打的力量必須要能感覺到痠痛，且要有彈性才會有效。

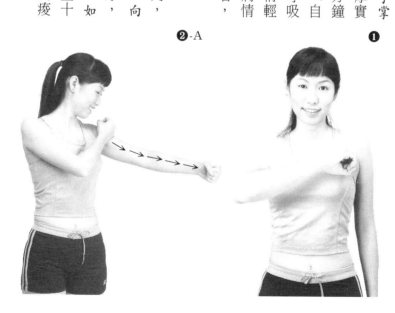

❶

❷-A

❸然後在胸部右上角敲打約三分鐘，使喉嚨感覺癢癢的而自動咳嗽，清出累積在呼吸道的細菌與病毒；再用左手拳頭下緣厚實處，從胸部右上角，沿著右肩膀內側、右手臂內側（向外約三分之一沿線）往下敲打按摩，一直拍到右大拇指內側邊緣為止。（如圖❸-A～❸-D）

此法敲打之處是人體針灸肺部經絡所經過之路線，「敲打肺經」就可馬上暢通呼吸系統，不管任何種類的咳嗽，敲後會立即感到鼻子更暢通，能較深地呼吸，咳

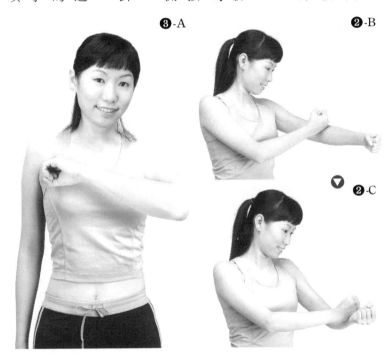

❷-B

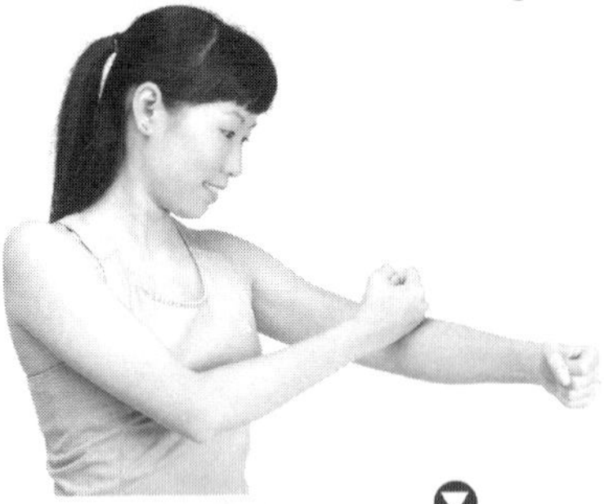

❷-C

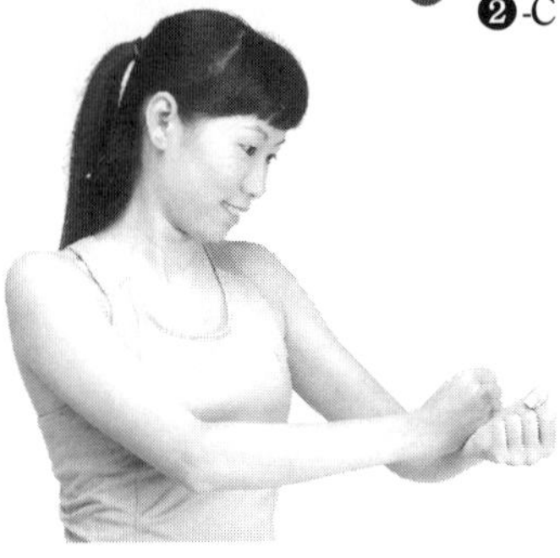

❸-A

嗽立刻減輕了。

若是小朋友被敲打，多半會哇哇大叫或哭哭啼啼，但只要忍耐一下，這種有彈性的敲打經絡方法，對患者只有好處，並不會打到瘀青，而且效果立刻會出現，甚至常常比吃藥更快治好咳嗽的問題。

2 按摩穴位止咳法

先將雙手搓熱，再將每個部位搓熱或敲打按壓五分鐘，若是按到正確的穴位，就會有些許痠痠麻麻的感覺。此法宜每天做三

❸-B

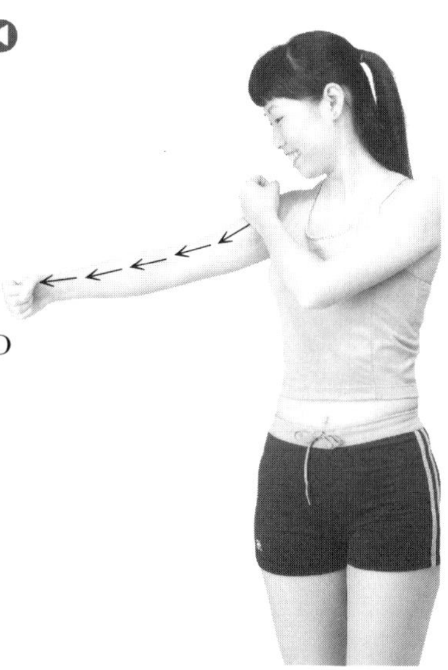

❸-C

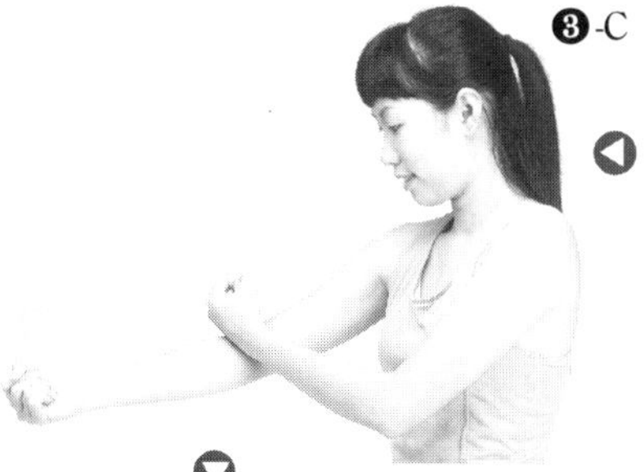

❸-D

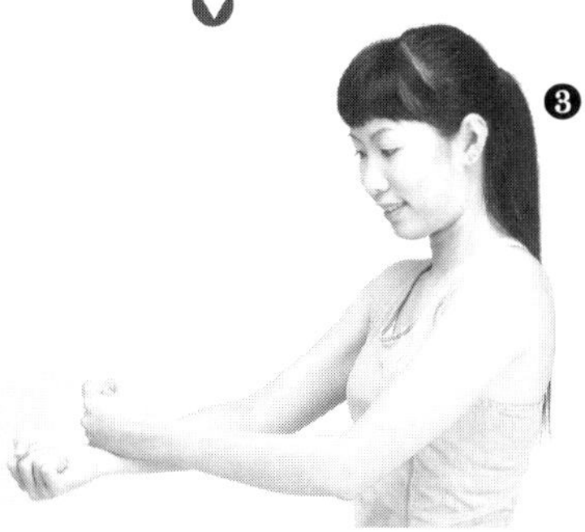

至四次，按摩後喝一杯溫開水。

❶太淵穴＋尺澤穴

按摩太淵穴（兩手脈搏跳動處緣）及尺澤穴（兩手手肘內側橫紋的外三分之一大筋旁）兩處穴位。（如圖❶-A～❶-B）

因為太淵穴是肺部經絡的母穴，尺澤穴是肺部經絡的子穴，子母相生相應，如此便能達到止咳的效果。

❷列缺穴＋合谷穴

按摩兩手手腕上方骨縫處的列缺穴（手掌向著腹

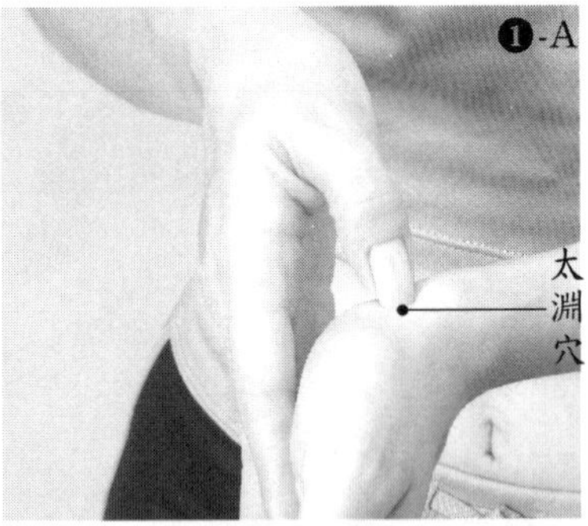

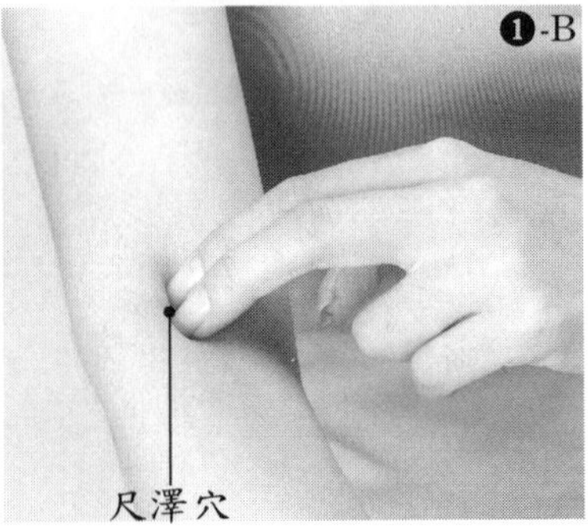

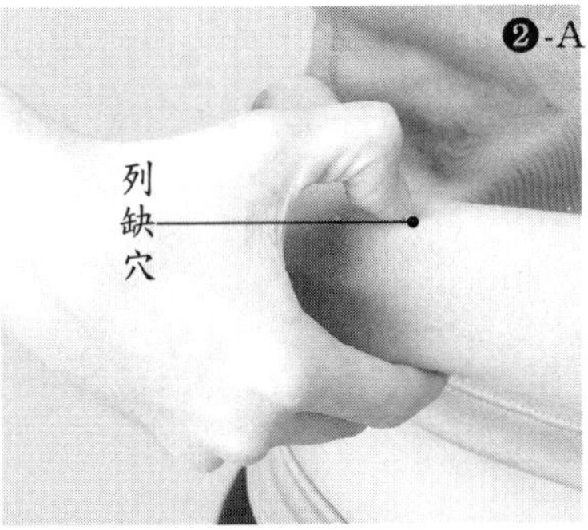

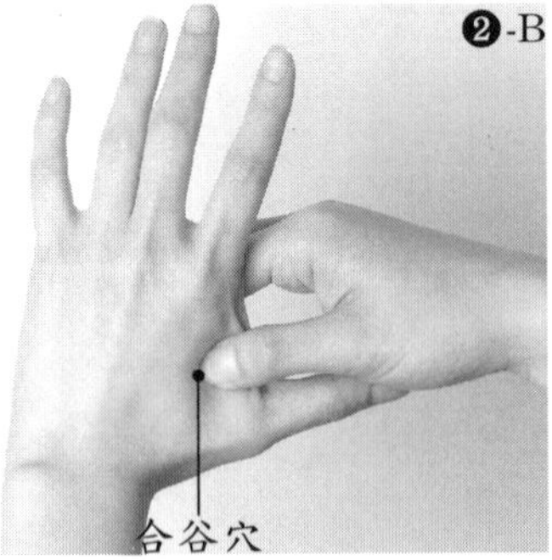

部，由腕橫紋往上約患者的兩指寬處），以及兩手虎口的合谷穴（左或右邊第二掌骨中點緣）。（如圖❷-A～❷-B）

列缺穴搭配合谷穴可迅速提昇患者虛弱的免疫系統，並且能有效地止咳減痛。

❸曲池穴＋合谷穴＋大椎穴

按摩兩手手肘外側的曲池穴（外肘尖與內肘橫紋之中央）、兩手的虎口的合谷穴，以及後頸根的大椎穴（第七頸下凹）。（如圖❸-A～❸-C）

❸-A

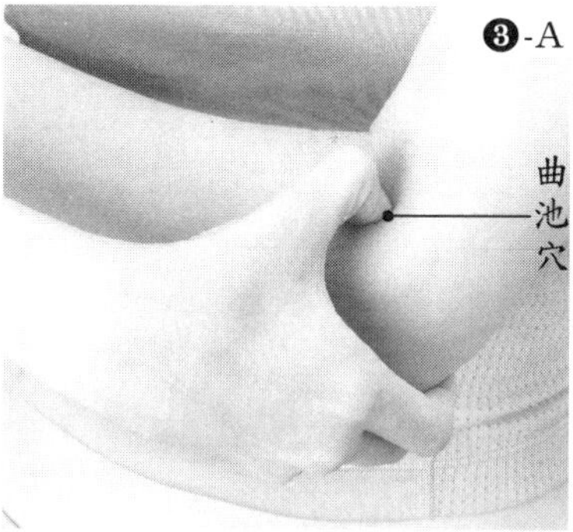

❸-B

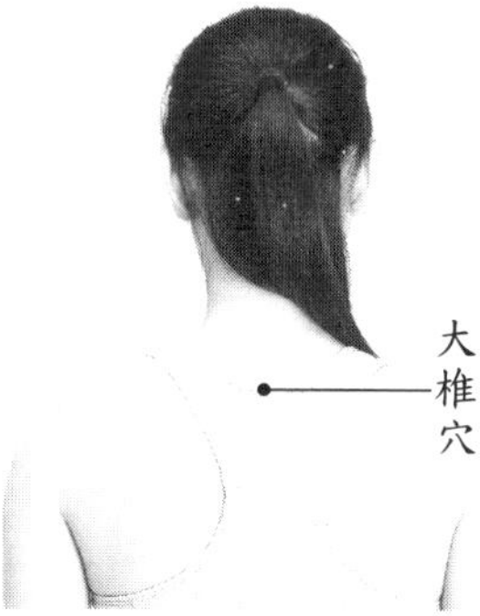

❸-C

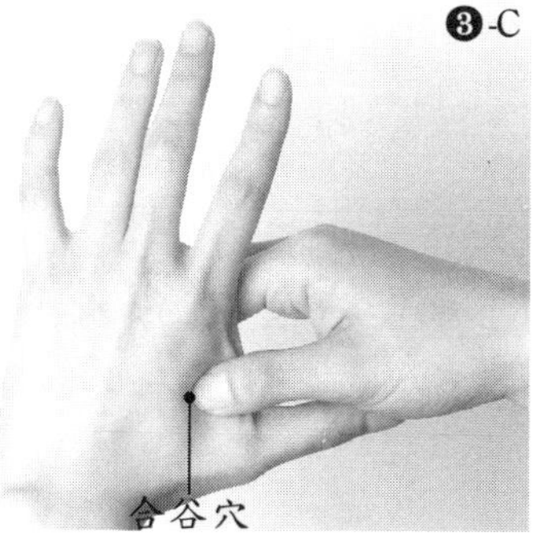

曲池穴與大椎穴能解熱、退燒和消炎，合谷穴能止咳鎮痛。

❹膻中穴＋肺俞穴＋中府穴＋雲門穴

按摩胸口的膻中穴（兩乳之中點）、上背的肺俞穴（第三胸椎左右旁開二指寬處）、胸部左上角的中府穴，以及右上角凹窩的雲門穴。（如圖❹-A～❹-C）

膻中穴主胸中元氣，能加強氣血的輸佈；肺俞穴能疏通肺疾；中府穴、雲門

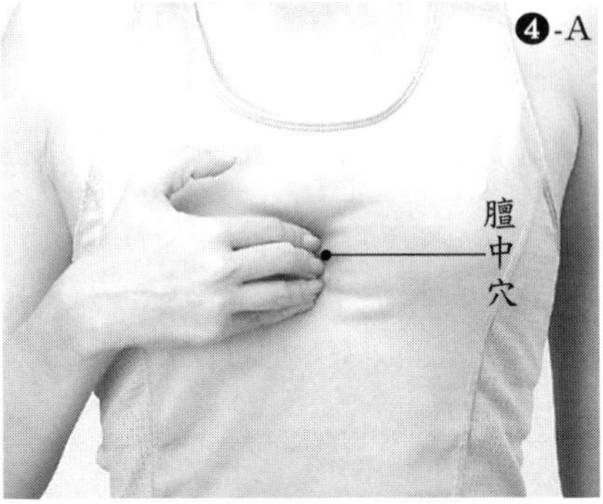

❹-A

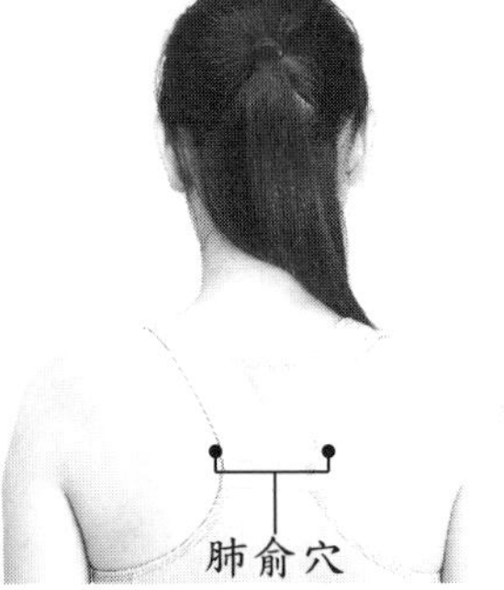

❹-B

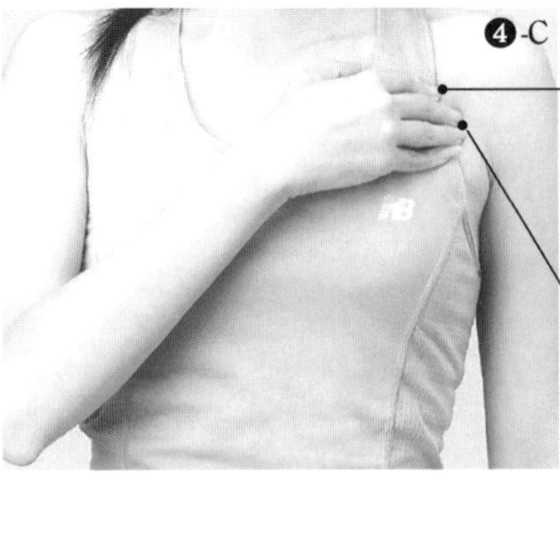

❹-C

穴為肺經開始之穴，能有效入肺止咳。

❺神庭穴＋頭皮胃反射區

可多按摩額頭正中的髮際上緣的神庭穴，以及左或右半邊額頭之中間髮際的上下緣的頭皮胃反射區（如圖❺-A～❺-B）。此法的學理是因為加強刺激神庭穴能迅速增強心肺功能，而頭皮胃的反射區能減少生痰的機會。

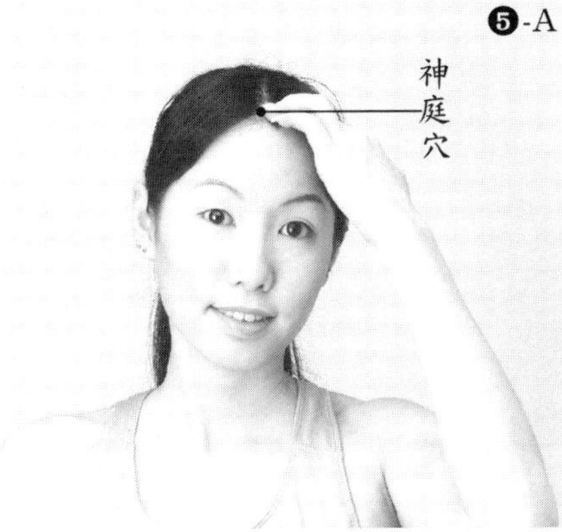

❺-A

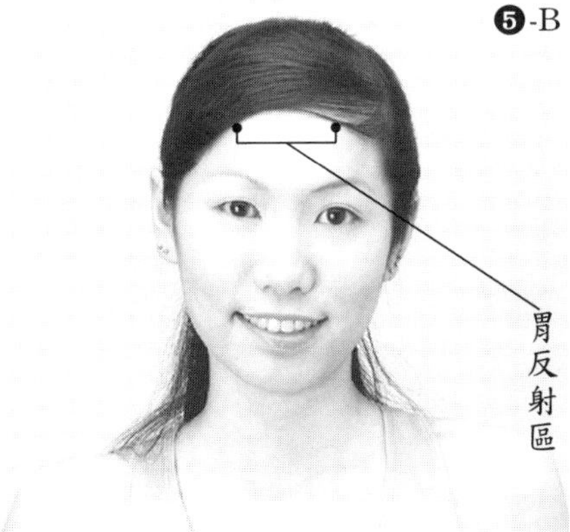

❺-B

❻豐隆穴＋腳底胸部反射區

可多按摩小腿外側中點的豐隆穴（由脛骨外推二指寬處）和腳底前四分之一中間處的腳底胸部反射區（如圖❻-A～❻-B）。豐隆穴為祛痰要穴，腳底胸部反射區則能清肺止咳。

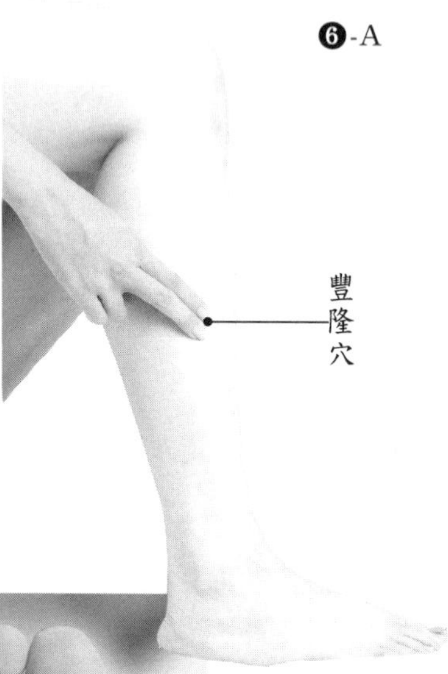

❻-A

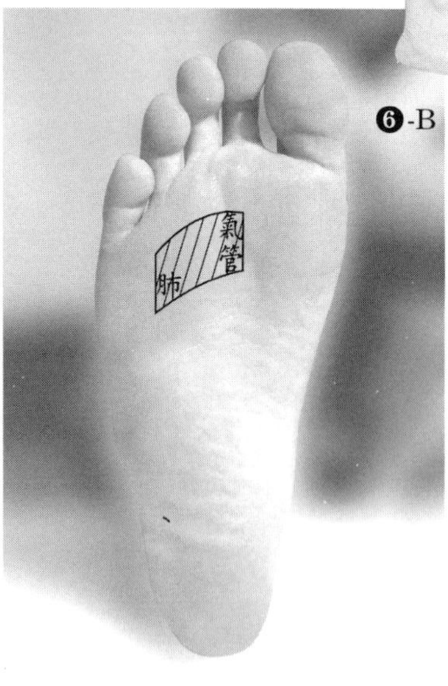

❻-B

3 外敷止咳法

此法適用於外感風邪型的咳嗽；中醫理論大致將外感風邪分做外感風寒和外感風熱兩類。因此，根據病因及症狀的不同，外敷的方式和用法便有所不同，但是要注意的是，如果皮膚有傷口或有皮膚過敏者，不宜使用此法。

❶外感風寒型

外感風寒常見的症狀是惡寒明顯，頭痛身痛較重，舌苔薄白而潤，脈浮緊。

如果是外感風寒型的咳嗽可以至中藥房訂購中藥粉來外敷，配方為艾草二兩、香附二錢、蓖麻子二錢、鬧羊花二錢、甘遂二錢、白芥子一錢、細辛一錢、明礬六分、冰片三分。

將所有的藥材搗研成細末，以少許醋調成糊狀，做成直徑二公分左右的藥餅數個，

❶

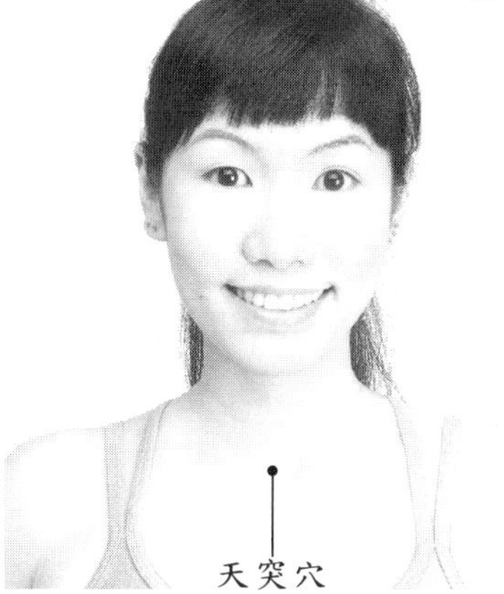

以西藥房所購買的紗布、膠布，固定在天突穴（低頭，下巴碰到頸部處，見前頁圖❶。）及上背心中央處各一個，每次貼四至五個小時，每日一至二次，連續貼三至十日。如此咳嗽的狀況便能獲得改善。

❷外感風熱型

外感風熱的症狀有：惡寒不明顯，咽喉乾或紅痛，舌苔薄而乾，脈浮而快。

若有外感風熱型的咳嗽可至中藥房訂購麻黃六錢、杏仁三錢、石膏一兩、枳實三錢、甘草二錢、紫苑五錢、紫蘇葉一兩。

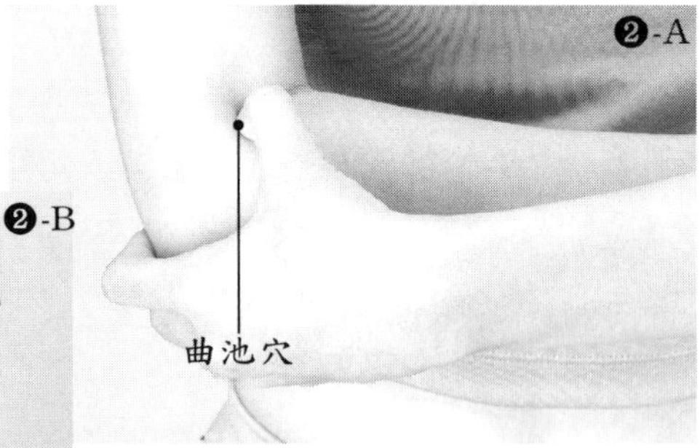

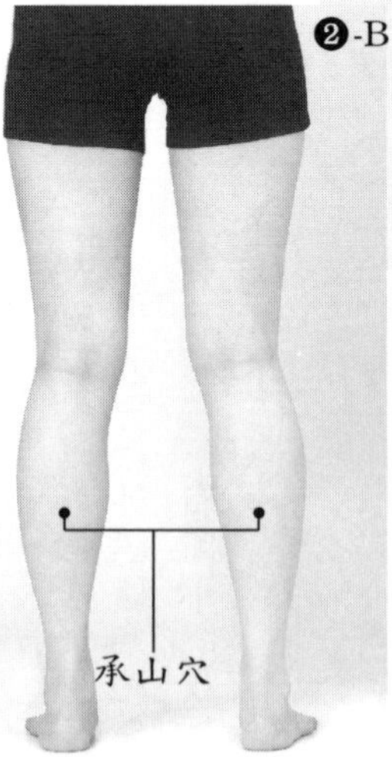

將配方的藥材搗研成細末，以少許醋調成糊狀，做成直徑二公分左右的藥餅數個，以西藥房所購買的紗布、膠布，固定在後頸根、胸口、手肘外側、小腿肚中點（小腿後面中央）等處（如圖❷-A～❷-D），每次貼四至五個小時，每日一次，連續貼三至十日。

❷-C

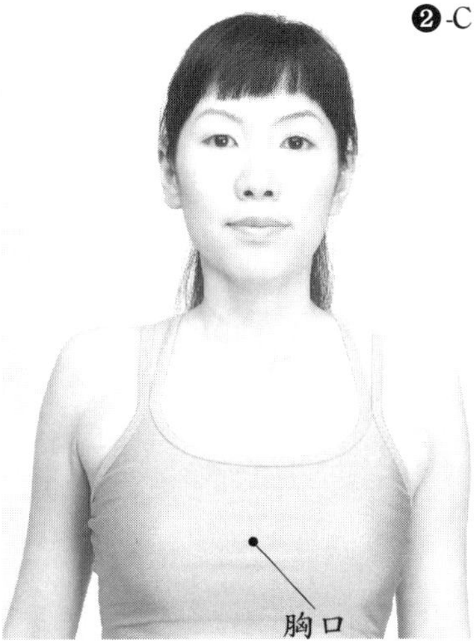

❷-D

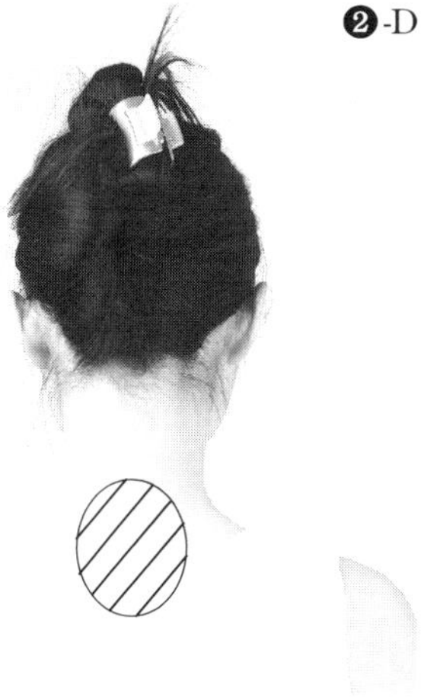

4 磁石止咳法

(1)使用方法

對於氣管、喉嚨或肺部的局部不適，可將磁石直接放在以下建議穴位或區域來改善——

第一組用法：將磁石放在患者的合谷穴（左右手虎口），以及列缺穴（當患者手心向著腹部，手臂側著擺時，由患者手腕上緣往上約患者二指寬處）。列缺穴搭配合谷穴可迅速提昇患者虛弱的免疫系統，並能有效地止咳減痛。（如圖❶-A～❶-B）

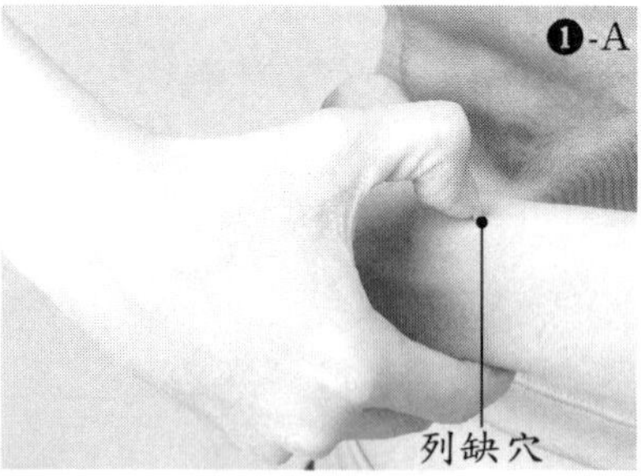

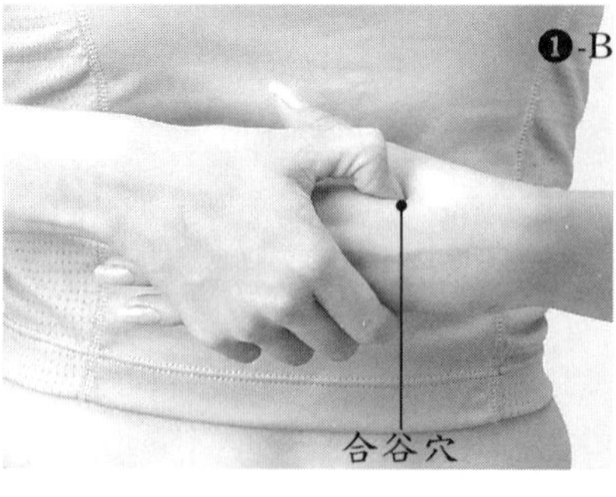

第二組用法：將磁石放在患者的偏歷穴（當患者手心向著腹部，手臂側著擺時，由手腕上緣往外約患者四指寬處），以及太淵穴（靠近手腕內側橫紋，脈搏跳動邊緣與骨頭之間的凹陷處）。太淵穴為肺經原穴（肺臟原氣所經過和留止的穴位），偏歷穴為大腸經絡穴（大腸經連絡肺經的穴位），兩者搭配可改善咳嗽，屬原絡配穴療法。（如圖❷-A～❷-B）

第三組用法：將磁石放在患者的魚際穴（患者左右大拇指下方的手掌肥厚區域之中心點，約第一掌骨中點邊緣），以及尺澤

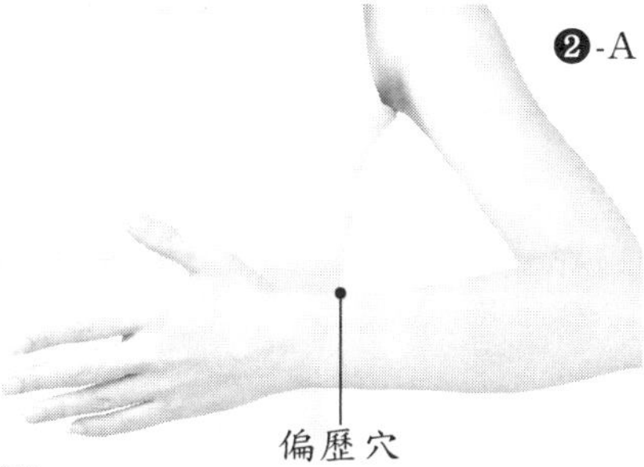

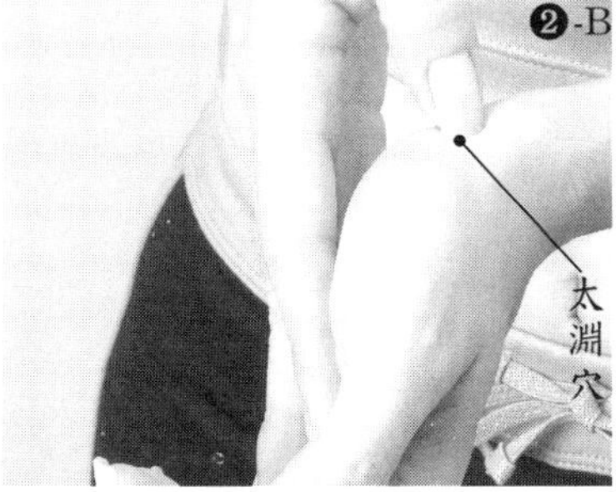

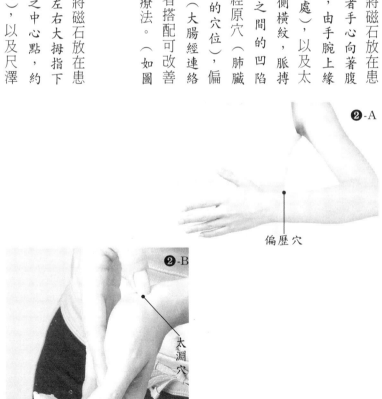

穴（雙手手肘內側面橫紋的外三分之一的大筋旁凹陷處）。魚際穴能止咳及治腹痛；尺澤穴為肺經合穴，乃肺經匯合之處，脈氣深大，能定喘止咳及治療肺虛所引發的肩背疼痛。（如圖❸-A～❸-B）

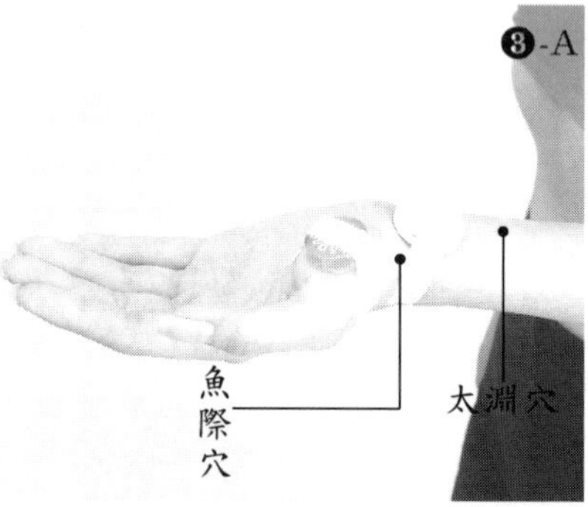

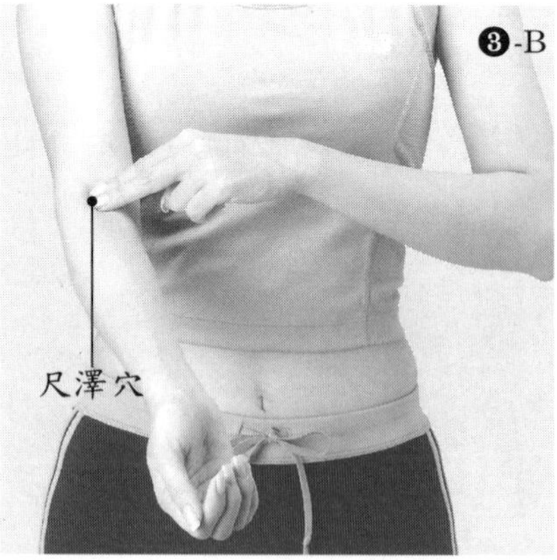

第四組用法：將磁石放在患者腳底的喉嚨反射區（雙腳大腳趾的上覆面，有三四根長毛處），以及胸肺反射區（雙腳腳底約前四分之一區域的中心點）。腳底喉嚨反射區可調喉嚨疼痛及熱咳，胸肺反射區則可清肺化痰止咳。（如圖❹-A～❹-B）

第五組用法：將磁石放在患者的胸部正中線上，即針灸之任脈路線，每隔二公分放置一個磁石（如圖❺）。由於任脈路線行經胸肺，因此可調整胸中元氣、止咳化痰。

❹-A

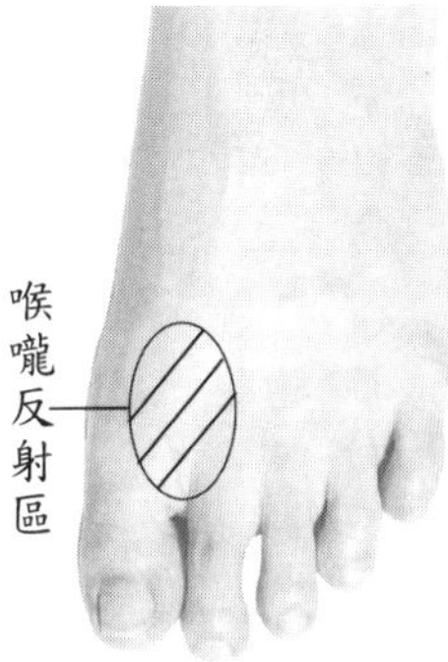

❺

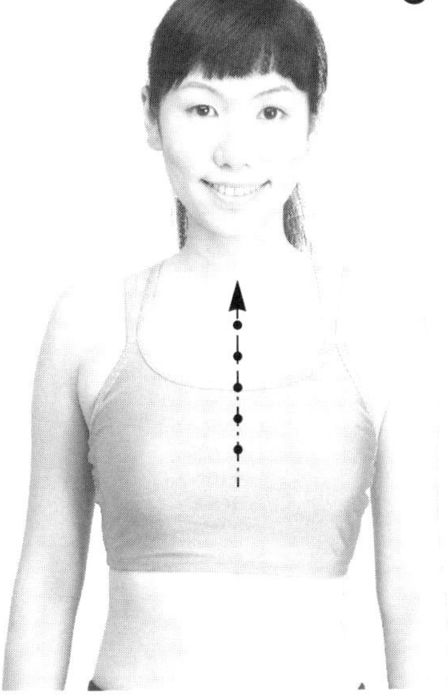

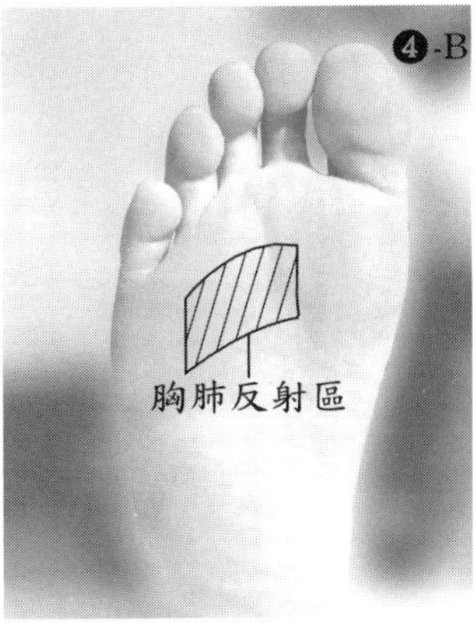

第六組用法：將磁石放在患者上背心的後中央線上，即針灸之督脈路線上，每隔一個脊椎間隙放一磁石（如圖❻）。督脈路線上之上背心部份乃心肺反射區，因而可調節肺部、氣管的循環功能，達到順氣止咳的目的。

❻

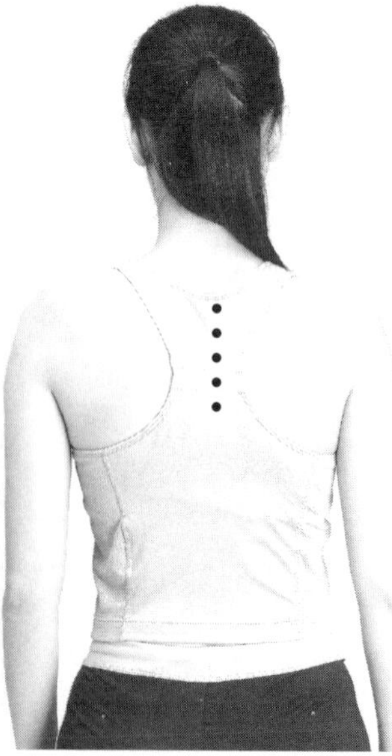

(2) 使用時間

每一個患者所需放置磁石的時間長短會有些差異，一般來說，每一點放四十分鐘至一小時。某些朋友或某類病況需要數小時，甚至整天使用，因此可斟酌使用。若在四十分鐘之後，並未解除咳嗽的不適感，可稍微移動磁石的位置，調整到較正確位置以達到最佳效果。將磁石使用在身體的正確位置是很重要的，若同時使用多個磁石，每個磁石之間至少保持二公分的距離，以免發生互相干擾，無法產生作用。

(3) 使用時的注意事項

若患者有使用心律調節器、背部神經刺激器、點滴注射器、經皮貼片或其他由「磁性設定」醫療器材的病患，請勿使用；如果你不確定身上的裝置，使用前應先請教醫師。另一方面，亦不可直接使用在開放性的傷口或感染部位，或使用在孕婦身上。在使用磁石之前，皮膚應保持清潔、乾燥，擦掉各式化妝品，如：油脂、乳液及營養霜等，並等到皮膚乾燥後才使用。如果因為使用磁石而發生皮膚過敏的現象，請暫停使用。如果連續使用幾個小時或幾次都無感覺，請確認磁石是否放在正確的位置，或建議你就醫。目前一些醫療器材行及文具材都有販售健康磁石，讀者可以多跑幾家找找看。

5 放血止咳法

若是已看過醫師，也吃過藥，仍然經常咳嗽，或止而復來，可在少商穴（大拇指指甲內側緣）、商陽穴（食指指甲內側緣）、大敦穴（足大拇指指甲內側緣）等處，以採血片（西藥房有售）淺刺皮膚，每處擠三至五滴血出來，身體的發炎邪熱就會從這些呼吸系統的「出口」釋放出來，不再繼續咳嗽。尤其對於熱咳、乾咳者最有效果，也是最快的止咳法。記得放血前，需將放血的區域按摩一下，以利血液流出。

此外，由於採血片為拋棄式，其尖端呈三角型，不致於刺得過深，刺歪了頂多在皮膚增加一個極小的傷口，只要在這些區域的皮膚用酒精棉片消毒乾淨，就不致於有危險。但要注意的是，放血不適合凝血功能不佳、免疫功能低落、容易驚嚇，或太虛弱的患者，如：罹患糖尿病、血友病、嚴重貧血等的朋友。

6 拔罐止咳法

拔罐法是以竹罐、玻璃杯或塑膠等容器為工具，利用燃燒或簡單機械抽離的手法，排出罐內空氣以形成負壓，使罐子能吸附在皮膚或穴位上，造成「鬱血」現象（瘀血鬱積之氣透出皮膚）的一種療法。有行氣活血、袪濕逐寒及消腫止痛的作用。

(1) 拔罐種類

A. 竹罐：

取材天然、輕巧且不易摔破，一般直徑約三至七公分，高約八至十公分，上端開口，下端留竹節作為罐底，打磨使之光滑備用。在過去使用較多，但是現今可能在竹藝品店才買到。

B.玻璃杯：

容易取得，大小有較多種的選擇，且材質透明，在使用時能直接看到拔罐部位的充血程度，便於隨時掌握情況，缺點是容易摔裂。

C.塑膠拔罐器：

此種拔罐器可以直接吸附拔罐，只要將瓶口覆蓋在皮膚上，再用手指拉拉柄數次，直接將罐中空氣抽光，形成負壓，就能造成充血現象。其優點是使用非常方便安全，但是用久了，塑膠材質容易有細小雜紋或龜裂。此種器具可在販賣中醫書籍或醫療器材店買到，而且價格不貴。

D.哈慈五行針拔罐器：

此乃大陸所發明之一種特殊拔罐器，在拔罐杯中有一個具有磁性的尖狀物，杯上則是有像小氣球的塑膠空氣吸力物。它的操作很簡單，只要將小氣球捏緊，將杯口蓋在皮膚，就可吸附在穴位上，除了一般拔罐的效果，又多了像針灸的尖狀物，故稱「哈慈五行針」。

(2)拔罐手法

A.投火法：

將點燃的酒精棉球，投入罐內後，迅速將罐子罩在施術部位，在施行時，患者採坐姿、微挺胸，在背部施之。本法只適用於側面橫拔，否則燃燒的棉球落下會燙傷皮膚。

B.閃火法：

用鑷子夾住沾有酒精的棉球，點燃後，在罐內稍微繞一下，立即抽出，再迅速將罐子罩在穴位上。

C.直接吸附法：

用上述一般塑膠拔罐器或哈慈五行針直接將杯口罩在穴位上，以拉柄抽氣或氣球抽氣而吸附，使皮膚充血。

D.三角形拔罐法：

❶將三個罐子分別罩在後頸根（大椎穴）、第三胸椎左右兩側（肺俞

❶

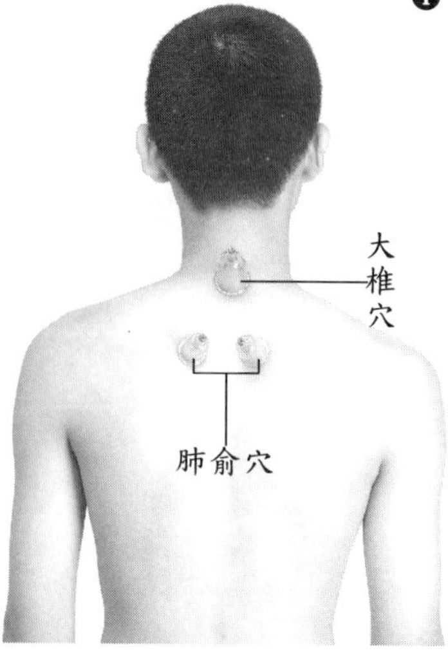

❷

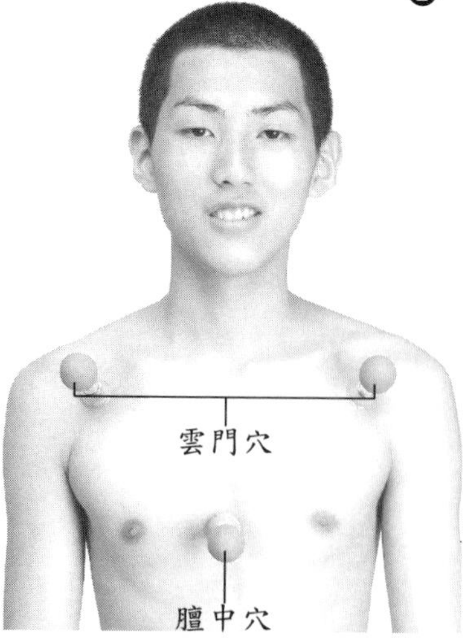

穴），每個約吸附五分鐘後，在罐口的邊緣稍用手指一掐，即可使罐子脫落（如圖❶）。不同年齡、性別、身材及部位，選用不同口徑的罐子。

❷將三個罐子分別罩在胸部左上角（雲門穴，第一肋骨左外緣的凹窩）、胸部右上角（雲門穴，第一肋骨右外緣的凹窩）及胸口部位（膻中穴，兩乳連線之中點），一樣每個約吸附五分鐘後，在罐口的邊緣稍用手指一掐，即可使罐子脫落。（如圖❷）

每天施行一次，要將罐子拔緊，才能產生效果。一般三至五日即可見效。拔罐後皮膚會有青紫充血現象，正常狀況下幾天就會消失，若超過一星期以上皮膚瘀青狀況一直未消除，那表示此患者氣血皆虛，氣不足以推動血液快速的新陳代謝與修護，要趕緊補血補氣。

倘若，皮膚上出現小水泡，不要弄破，因為身體會自行將液體吸收掉。若是出現大水泡，則可用消毒過的針刺破，將泡內液體導出，再用藥水擦拭消毒。有水泡通常代表此人體內非常潮濕，體液代謝差，痰液過多。

注意，拔罐屬於「瀉法」，身體虛弱、心臟有病、孕婦、皮膚有傷口、水腫及容易出血者，不宜使用拔罐法。

7 刮痧止咳法

古時候的醫療不是那麼方便，因此老一輩的人經由長輩的傳承教誨，當家中老小的身體有任何不舒服時，就會使用牛角、梳子、湯匙或銅錢沾些水或油膏，在身上刮痧，便能立刻減輕身上的病痛。

刮痧這種傳統的民俗療法有立即袪除或舒緩痠痛的療效，尤其對於熱結體內所引起的疾病與危險，往往能馬上救人一命。它具有著調解人體生理功能，活絡氣血，疏經通脈，消瘀止痛，平衡陰陽等作用，而且無毒、副作用少。

(1) 刮痧的中醫理論

數千年來，中醫的經典一再談及血瘀、血滯及痧等名詞，而一般患者也認為自身的痠痛也大多由此而來。人體之所以會感覺痠痛，通常乃是體內有所不通所引起的。

所謂的痧，可能指的是身體較外

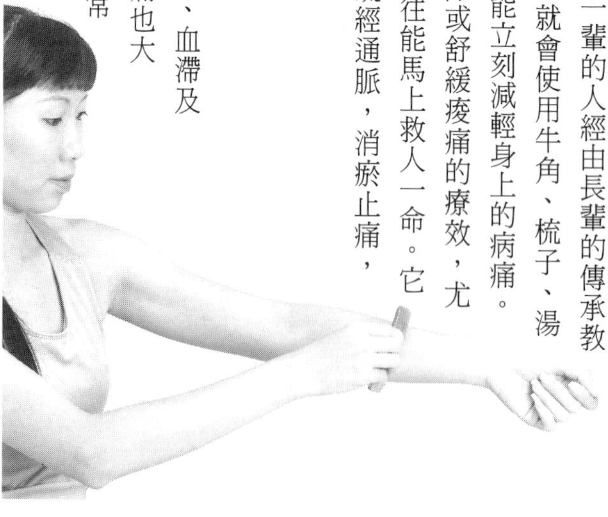

層的血滯、血瘀，亦即人體微細血管中所集結形成的不流通物（瘀塊、毒素、廢棄物、結晶等），阻塞血液通暢，日積月累造成血管徑愈變愈小，影響血液對於全身養分的輸送或廢物之排除，造成循環不良，它們像粥狀物一般附著在血管壁上，使得血液流通受阻，流經該處之血流壓力持續增大，進而逼迫該處向四周擴張，擠壓阻塞處周圍神經，於是人體便會感覺痠痛，這些痠麻脹痛，會逐漸導致人體發生各種疾病。這種現象的形成，多來自各種疾病、手術後遺症、不良的飲食生活習慣、跌打損傷或是姿勢不正確等。

(2) 刮痧的方式

刮痧的方式種類頗多，不管是刮痧、拍痧、敲痧、震痧、彈痧或捏痧，都是處理痧的方法。但讀者要注意：不論是那一種刮痧手

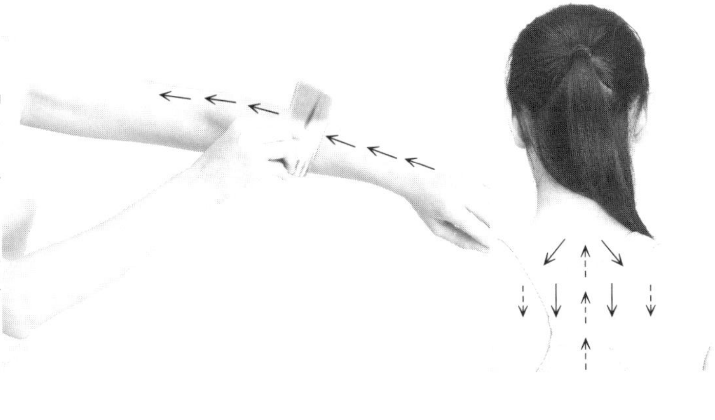

背部及後頭部的刮痧法

手部「外側」的刮痧法

法，這些手法皆屬於「瀉法」，對於體弱多病、心臟病、肺氣虛、面白、唇白的人都不適合使用刮痧法，如果刮痧時，使用的是發涼的精油，那更容易增加心臟麻痺或休克的危險。

刮痧時，最好順著十四條經絡的走向來實施，不僅效果迅速，而且較不會產生危險。倘若不清楚這些經絡的走向，可依照下列的原則來施行，但謹記不可來回刮。

手部內側的刮痧法

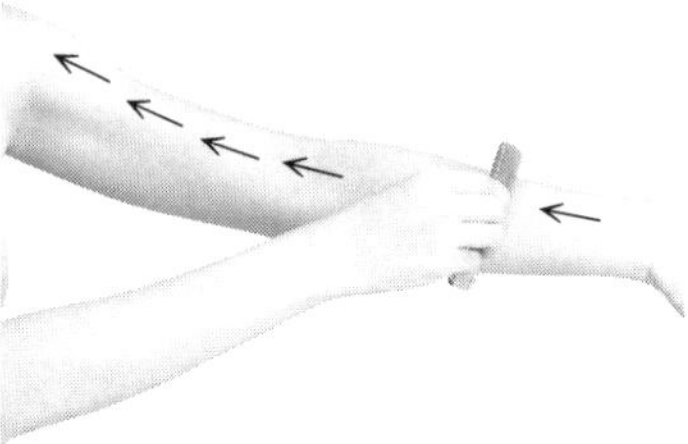

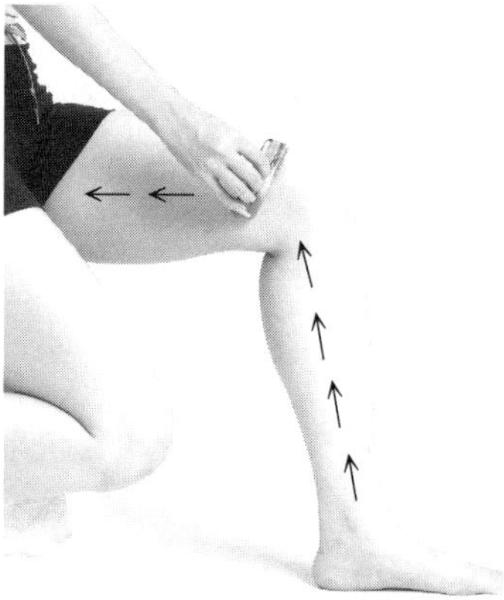

腿部內側的刮痧法

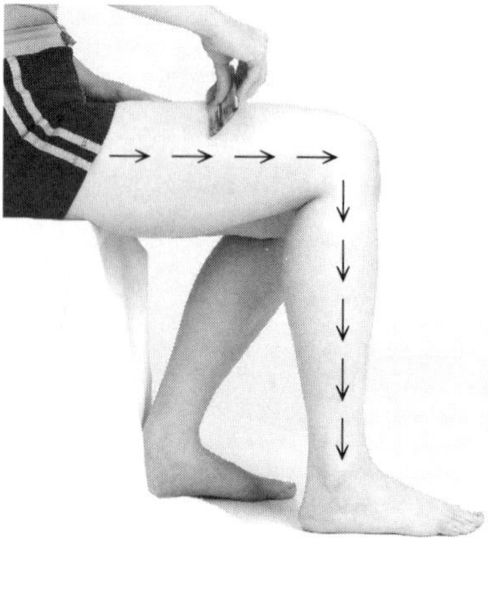

腿部外側的刮痧法

後頸部：不論左側或右側，均由上往下刮。
後頸部中央線：由下往上刮。
脊椎中線：由下往上刮。
背部的左側或右側：均由上往下刮。
手部內側：分前、中、後，均由上往下刮。
手部外側：分前、中、後，均由下往上刮。
腿部內側：分前、中、後，均由下往上刮。
腿部外側：分前、中、後，均由上往下刮。

(3) 咳喘的刮痧法

一般以後頸部兩側（由上往下刮）、上背心兩側（由上往下刮）、手臂內側前緣（由上往下刮）、手臂外側後緣（由下往上刮）等部位來實施，每區五分鐘，每日一至二次，刮痧前後得喝一杯溫開水，以利代謝廢物，並避免危險。

民間有些人會在這些區域先施以梅花針或以刀片淺刺皮膚，讓瘀血在刮痧時流出，以達迅速效果，但是此種方法乃醫師專業手法，如操作不當或消毒不夠徹底時，常有嚴重的副作用產生，建議一般讀者避免使用此種做法，還是交由人體去吸收循環代謝較符合安全。

8 運動止咳法

(1) 半倒立法

A.練法：

躺在床上或地板上，不要用枕頭，用雙手將腰及雙腳舉高，使下半身盡量垂直在半空中三到五分鐘，一天之中做個三至五次，效果就會出現。剛開始練習時，會有點難過，但多練習幾次就會駕輕就熟。要注意的是，高血壓及腰痛患者倒立時不要超過三分鐘，以免病情加劇。

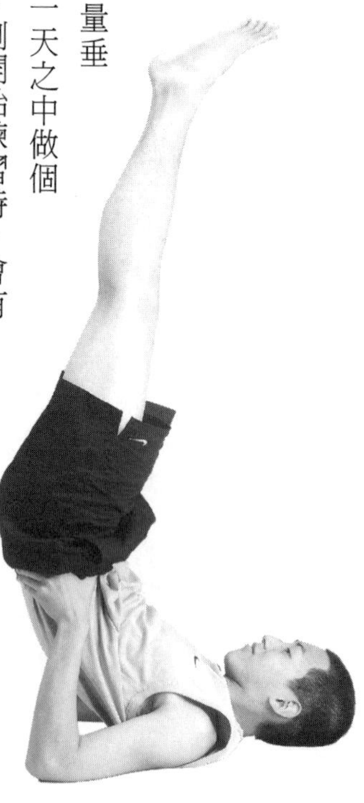

B.原理：

這個運動能使整個上呼吸道因倒立而加強抗病作用，鼻子、喉嚨與氣管都會立即暢通無阻，同時能刺激腦部產生足夠的腦內嗎啡及干擾素等內分泌，而達到祛痰止咳的目的。

(2)翻掌舉高腳尖走

A.練法：

雙掌交叉手指合在一起，然後翻掌舉高在頭頂上，接著以雙腳腳尖行走十分鐘，每日三至五次。（如圖❶～❷）

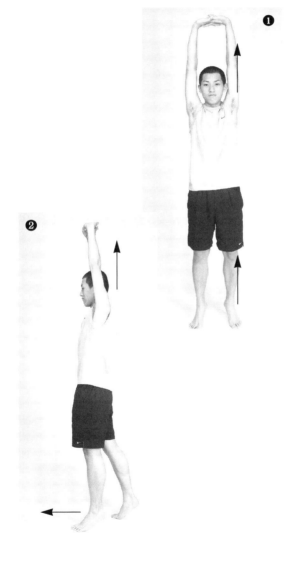

❶

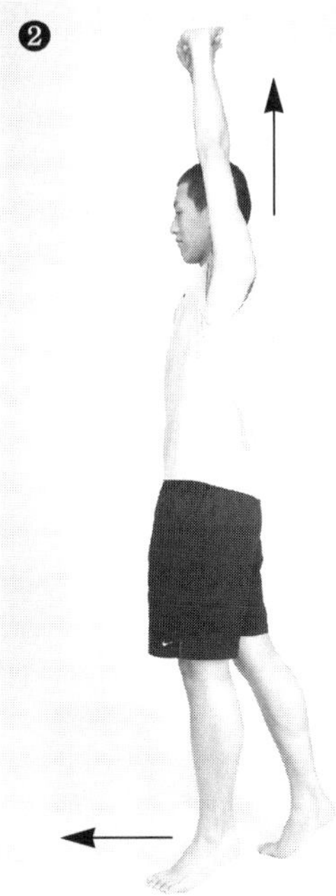

❷

B.原理：

當兩手臂翻掌舉高時，能夠作用在左右肺部的上端，使呼吸作用重新整合而祛痰止咳；而以腳尖行走時，會刺激腦內嗎啡的分泌，因為腳尖為頭部的反射區，兩者的作用合一可有效幫助呼吸系統的代謝，不出幾日咳嗽就不見了。

(3)背部爬行式

A.練法：

找一處平滑的木質地板上，躺下來，深深吸一口氣後挪動一邊的背部，再挪動另一邊的背部，如此以左右背部來來回回爬行，直到出汗為止，一日做數次。（如圖❶～❷）

❶

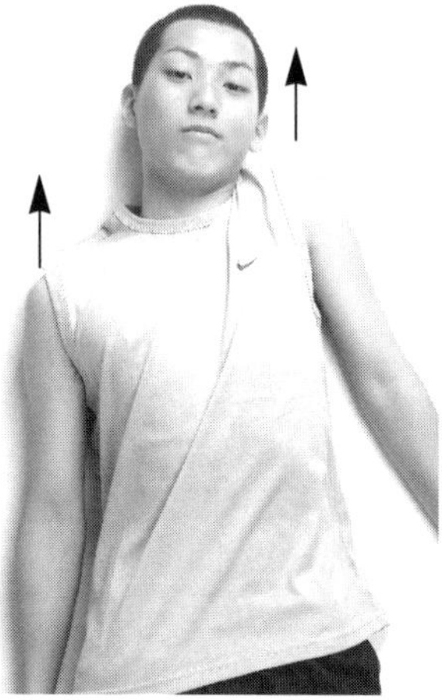

❷

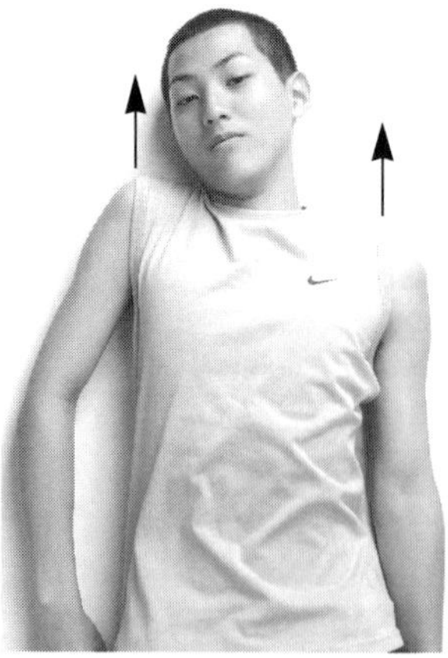

B.原理：

背部為肺部呼吸系統的反射區，當以背部挪動爬行時，就會刺激氣管的活動，一出汗後，肺部受風受寒的咳嗽就會往外舒解了。

9 氣功止咳法

(1) 左右拉弓氣功式

A.練法：

雙腳打開比肩膀寬一些，微蹲，左掌推向左側，右手握拳拉向右側，同時以鼻子深深吸氣，然後閉住呼吸，到憋不住時以口吐氣，起身；如此重覆做九次。然後換邊做，微蹲，右掌推向右側，左手握拳拉向左側，同時以鼻子深深吸氣，然後閉住呼吸，到憋不住時以口吐氣，起身。左右各做十至二十次，每日早中晚各一次，或隨時隨地練習。

B.原理：

當左右手互相拉扯，同時配合呼吸，可打通肺經經絡，調到較深層的呼吸組織，暢通喉嚨、氣管、肺部等的管道，減少咳嗽的發生。

(2) 正氣十足功式

A. 練法：

採站姿，兩腳與肩同寬，兩手自然垂放在左右腿旁，掌心向後。兩手稍稍往後擺、微抬頭、挺胸時，以鼻緩緩吸氣，將整個胸腔充滿「氣」，然後憋住呼吸，直到無法呼吸時，胸腹放鬆後，以口緩緩吐氣，如此重覆做十至二十下，每日早中晚各一次，或隨時隨地練習。

B. 原理：

當雙手往後扯，同時會使胸腔較為突出，易於呼吸導氣；憋氣時可使整個呼吸道（鼻子、喉嚨、氣管、肺部等）激勵更新，使呼吸更加通暢，多做幾次自然而然就會減少咳嗽的不適。

(3) 拉耳開胸氣功式

A. 練法：

左手背靠在上背心，右手往左上方舉高，以大拇指與食指去抓左耳朵的尖端，整個右手臂環繞在後腦，同時以鼻子緩緩吸氣。接著緩緩將耳朵及頭頸部往右下方扯，左臉往上翹，使得左胸會更加打開而暢通呼吸。然後右手背靠在上背心，左手往右上方舉高，以大拇指與食指去抓右耳朵的尖端，整個左手臂環繞在後腦，同時以鼻子緩緩吸氣。之後緩緩將耳朵及頭頸部往左下方扯，右臉往上翹，使得右胸會更加打開而暢通呼吸。如此，左右各做十至二十下，每日早中晚各一次，或隨時隨地練習。

B.原理：

當一手背靠在上背心，另一手去拉動耳朵與頭頸部，可以使整個呼吸道（鼻子、喉嚨、氣管、肺部等）立即通暢，多做幾次自然而然就會減少咳嗽的不適。

(4)「嘶」字訣氣功

A.練法：

雙手貼在胸部的左右，深深吸一口氣，然後以低沉的嗓音持續不斷地唸「嘶」，等到沒氣了，再深深吸一口氣，重覆以低沉的嗓音持續不斷地唸「嘶」的聲音，然後再重新開始，如此練習五分鐘，一日數次，或隨時隨地練習。

B.原理：

當唸「嘶」的聲音時，你把雙手摀在左右胸部，就可明顯地感覺整個肺部都受到「聲音的共振」，幾次週而復始的共振，就能逐漸清理呼吸道中的雜物，暢通鼻塞，並更新其細微組織，強壯其抗病能力，增加「肺氣」的力量。

10 大笑止咳法

當咳嗽且痰不易咳出時，我們可以將電視轉到一些綜藝或卡通頻道，瞧瞧演員或卡通的誇張演出；或租個爆笑喜劇片的光碟；或上網搜尋「笑話」的網站，或者請你身旁的親友用羽毛筆搔癢腋下或腳底等敏感處，使你產生連續大笑、狂笑，你會發覺咳痰會很容易清出了。

因為大笑的時候，會使「橫膈膜」上下的器官不斷地抽動，且使體內激發許多內分泌與好元素，很快地就會促使痰液咳出，自然而然咳嗽就逐漸改善了。

此外，捧腹大笑不但能迅速消除莫名的壓力，還可以增強已衰弱的免疫系統，如：天然的殺手細胞、T細胞、B細胞、免疫球蛋白A抗體及γ干擾素的活動和數目都會增加，降低細菌病毒的入侵，減少呼吸道感染，阻止腫瘤細胞的增生。

11 彎腰清痰止咳法

咳嗽的困擾多半在於痰液或鼻涕卡在喉嚨或鼻子裡出不來，有時甚至會難過得無法呼吸，有幾個十分有效的方法可以迅速清出這些體內廢棄物。

可稍「彎腰」在洗臉台前，以丹田（下腹部中心）的力量，用力發出「哼」的長音，會較能徹底哼出鼻腔深處的鼻涕，而不會使鼻腔的氣壓過度擠壓而造成頭昏腦脹、耳脹，甚至流鼻血。一邊哼出鼻涕，一邊以左手無名指挖出鼻涕，並隨即在水龍頭下沖走，就不會讓鼻涕黏在鼻內與手指上。

另一個方法是以左手食指第二關節頭堵住右鼻孔，可較容易擤出深藏在左鼻孔內的鼻涕；右鼻孔亦以相同方法清出鼻涕；這樣的方式也不會造成七竅內氣壓的不平衡，左右各清幾次，就可清乾淨鼻涕。

其次，發出重低音的「呵」字訣聲音，可較容易「咳出」喉嚨深處的濃痰，或發出「奧嗚」的吹氣聲，亦可較容易呼出痰球。

12 熱水沖注止咳法

身體站直，兩腿夾緊，以較熱的水直沖後頸根（後頸與上背連接處）五至十分鐘，每天早晚各一次，連續幾天。

當沖熱水時，熱水會沿著整個脊椎、腿部流到地上，如此一來，脊椎全部的「中樞神經系統」都會跟著溫暖起來。我們的脊椎神經總共有三十一對，包括：

頸椎神經八對、胸椎神經十二對、腰椎神經五對、骶椎神經五對、尾椎神經一對，每一對神經都管著不同的系統與區域，換句話說，脊髓內的每條神經路徑都各有特定的位置，與腦的各部分亦各有特定關係，以及特定功能，因此沖熱脊柱自然而然就會刺激脊髓的神經衝動與傳導，使得鼻子、喉嚨、氣管、肺部及其他有關的器官與區域逐步暢通，進而促使身體維持恆定與健康。

注意，當沖熱水時，不要再吹到風寒，記得窗戶要開關適當，因為太開可能會著涼，全關可能會缺氧。

13 斷食止咳法

如果遇到久咳不癒，而且不間斷咳嗽的狀況時，不妨試試「斷食止咳法」，可能會有意想不到的效果。

斷食止咳法的方法很簡單，即一天當中只喝「溫開水」，餓了就喝溫開水，使身體不斷藉排尿液清出體內的細菌、病毒、毒素、廢棄物、痰液和鼻涕等黏液物質，如此就自然而然地不會再咳了。如果斷食時，選擇「滿月」的時候來做，比較不會虛弱，而且可能更能抵擋腹內的饑餓感，並創造更佳的效果。

注意，當你斷食後的隔日早上要恢復進食時，需先喝一杯鹹的熱檸檬茶，以清理體內殘餘的濁物。做法是切兩薄片的檸檬，加上一公克的鹽巴，沖上一小杯熱開水，此茶能順氣化痰，使身體迅速達到平衡。然後再吃一碗「熱粥」，以恢復「胃氣」（消化和免疫機能），記得千萬不要一開始進食就狼吞虎嚥，吃重口味和較硬的東西，否則反而會使身體非常難過，傷了消化系統，不是產生惡心，就是拉肚子，得不償失！

14 鹽水漱口止咳法

人不可一日無鹽，人體若缺鹽，生理機能就會紊亂，血液滲透壓、酸鹼值就不平衡，輕者渾身無力，重者出現四肢痙攣，甚至於休克或喪生。事實上，鹽是生活上不可或缺的物品，除了用來做菜外，鹽的特性能軟堅散結，故以溫的鹽開水漱口，可幫助清除咽喉中的痰液，達到止咳的目的。

做法是二百c.c熱開水，加入大約五公克的鹽，攪拌均勻，換句話說只要有鹹味的溫開水，即可用來漱口。每二小時以溫的鹽開水漱口，每次漱三次，連續使用三至五天。喉嚨腫痛、嘴巴破（鵝口瘡）及牙齦流血都可使用此方法來改善，效果頗佳。

15—暫時停止呼吸止咳法

當你咳嗽又整天鼻塞時，鼻塞常常會使你睡覺，或在白天時不自覺地打開嘴巴來呼吸，同時更加容易使喉嚨口乾舌燥，甚至於發炎腫痛，如此一來咳嗽、鼻塞、喉痛症狀一起來，結果病拖得更久。假如你已看過很多醫生，也試過所有正常的方法，但還是鼻塞咳嗽時，可使用本方法來改善。

方法是：先來一個深呼吸，不管是用嘴巴或剩下的一邊鼻孔，不斷地吸氣，同時儘量擴張脹大你的胸部，然後暫時停止呼吸，直到無法再憋氣，才重新深深吸一口氣，再暫時停止呼吸。如此一來，每一次能暫時停止呼吸的時間會愈來愈長，當你可以支持到六十秒時，不論多嚴重的鼻塞都會豁然開朗，暢通無比，同時再咳嗽時，也比較容易咳出痰來，逐漸痊癒。

16—抽菸者止咳法

許多人都喜歡抽菸，因為香菸的部分成分能夠提振精神，這樣的特殊效果是令人著迷與上癮的主因。然而，菸草一侵入人體，就會迅速消耗全身的氧氣，影響循環與新陳代謝，最後拖累全身的各個系統，反而使身心更累。

因此，世界上許多科學家的研究報告都顯示香菸有非常多的危害因子與副作用，如容易導致中風、慢性肺氣腫、慢性支氣管炎、男性失去性機能及生育能力的機率大增、骨骼疏鬆症、更年期提早、胎兒早產及體重不足、流產機率增高的危險。世界衛生組織亦證實百分之三十的癌症和吸菸有關，在臺灣肺癌亦高居十大癌症之首。所以，癮君子們為了自己與家人的健康，要努力少抽菸、徹底實施戒菸。倘若，一時之間實在無法戒掉，那麼以下的食療、按摩與氣功運動對抽菸者的健康特別有重要。

長期抽菸的人，多半會口乾舌燥、口臭、牙齒黃，常不經意的乾咳幾聲，晨起總是一口濃痰、嘴巴感覺苦苦的，這是因為菸抽久了會使人的身體傾向「陰虛火旺」的體質，也就是說體內的滋潤物質不足，尤其呼吸道的黏膜組織，會變得太乾燥，無法有效吸附細菌病毒等有害物質，日子一久就很有可能變成乾咳、慢性氣支管炎、慢性肺氣腫、肺癌等問題。

因此，抽菸者應每天吃能「清肺滋陰」的食物，如：水梨、枇杷、甘蔗、白木耳、豬肺湯、豬血湯、鴨血、枇杷膏、海參、雪蛤膏、蓮藕茶等等，以免咳嗽加劇，肺部組織受污受損的程度加速進行。

每次抽菸後，馬上以虎口（手握空拳，食指尖與拇指尖扣在一起）有彈性地輕敲胸部的左上角凹窩（以右手敲）及右上角凹窩（以左手敲），每邊敲數分鐘直到喉嚨自動發癢而咳嗽，兩邊都要敲打，這樣才能有效地清出呼吸道淤積的污染。假如你的肺部污染嚴重（如老菸槍），那麼可能敲擊數分鐘都沒有咳嗽反應，需要多些時間來努力敲擊清理。倘若，經過長時間的敲打，仍得不到咳嗽反應，表示肺部內部問題較嚴重，建議赴醫院詳細檢查肺部。

但是以上所提供給抽菸者的幾種止咳法，其實只能治標，並不能根除因抽菸所引起的久咳不癒，唯有戒菸才是治本之法。以下有幾項相當有效的戒菸法，可以作為參考。

A.含甘草片

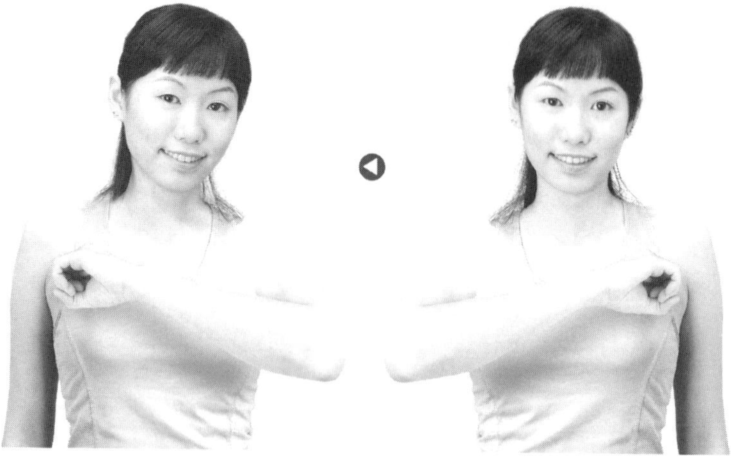

可至中藥房購買切好的甘草片二兩，欲抽菸時，就含一片在口中，直到甘草片完全軟化，再吐掉。

中醫處方離不開甘草，俗語道：「十方九草。」甘草性平，以味甘得名，入十二經，生用氣平，補脾不胃足，而瀉心火。火急甚者，必以此緩之。炙用氣溫，補三焦元氣，而散表寒。能調和諸藥，入和劑則補益，入汗劑則解肌，解退肌表之熱。入涼劑則瀉邪熱，白虎湯、瀉心湯之類。入峻劑則緩正氣，薑、附加之，恐其僭上，硝、黃加之，恐其峻下，皆緩之之意。入潤劑則養陰血。甘草湯之類。故抽菸者含甘草片會產生滿足感，減少抽瘀量。

B.喝豬乳

至養豬人家訂購豬母乳，每天早餐喝一杯，喝到戒掉為止。喝了豬乳以後會逐漸感覺所抽的菸味變掉，不再想抽。豬乳有很多特殊的價值，台大畜產系教授鄭登貴就曾研究利用豬乳來生產治血友病的蛋白質藥物。

C.捏耳穴

想抽菸的時候，趕緊用食指指尖掐按耳凹中央的上下左右周圍（耳洞旁邊的凹陷區），因為此區是耳穴肺部反射區，多掐按此處，能清肺止咳，減少尼古丁的

依賴。每日最少掐五次，耳凹中央的上下左右都要掐，每次掐二十至三十秒。（如圖❶～❷）

D.吃南瓜

南瓜屬葫蘆科草本植物，性味甘溫，入脾胃經，含有豐富的醣類、胺基酸（胡盧巴鹼、腺嘌呤、精氨酸、瓜氨酸、天門冬素、多縮戊糖等）、脂肪、維生素A、B1、C，以及鈷、鈣、磷等礦物質；具補中益氣、消炎止痛、化痰排膿、殺蟲的療效。南瓜可減輕抽菸者對尼古丁的依賴，亦可使腹中較有滿足感，不會一直想抽菸。

此外，南瓜是一個很有意思的蔬菜，有一個實驗可以証明，美國麻省的艾摩斯特學院實驗人員用鐵圈把一個小南瓜團團箍住，然後仔細觀察當南瓜逐漸長大時，能夠承受鐵圈多大的壓力。在實驗的第一個月，南瓜承受了五百磅的壓力；實驗到第二個月時，這個南瓜承受

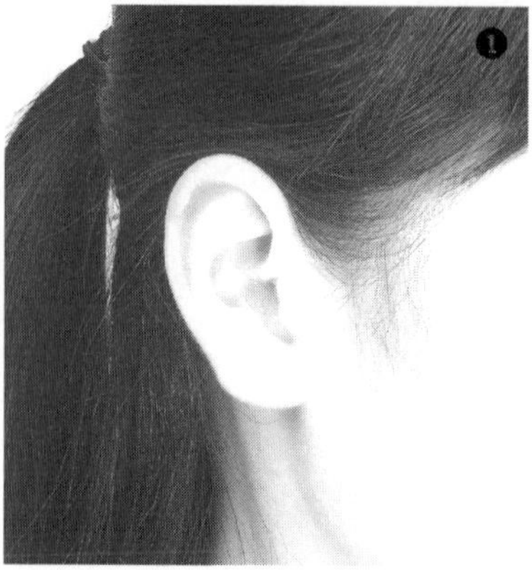
❶

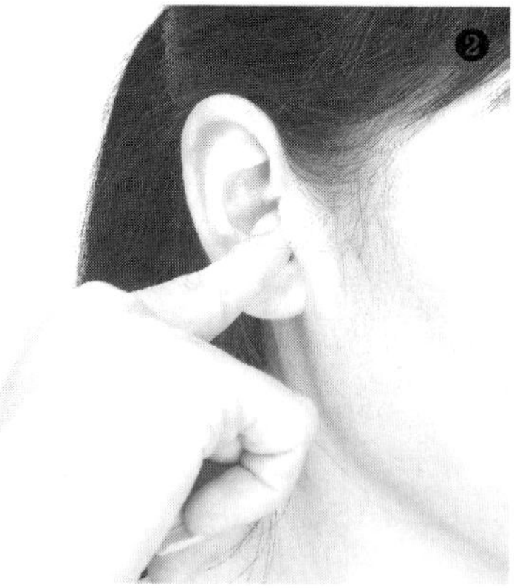
❷

了一千五百磅的壓力；當它承受到二千磅壓力時，研究人員必須把鐵圈捆得更牢，以免南瓜把鐵圈撐開。最後整個南瓜承受了超過「五千磅」的壓力，瓜皮才產生破裂。

他們打開南瓜後發現它已經不能吃了，因為在試圖突破鐵圈包圍的過程中，他的果肉變成了非常堅韌牢固的層層纖維。而為了吸收充分的養分，它的根部甚至延展超過「八萬英呎」，所有的根往不同的方向全方位地伸展。所以抽菸者多吃南瓜，也許更能抵抗外在與內心的壓力，而減少菸量。

此外，一定要不斷提醒自己吸菸的壞處，早睡早起、早晚運動十分鐘，暫時避開吸菸的朋友與環境，多和支持自己戒菸的家人或朋友在一起，以達到戒菸的目的。

17 冬病夏治法

冬病夏治乃是中醫結合節氣之「運氣醫學」與「敷灸療法」的觀念，於節氣上小暑至立秋之間的「伏夏」中的三伏天，進行穴位貼敷治療。

許多患者在冬天溫度低的時候，容易引發鼻子過敏、風濕關節炎、皮膚炎或咳嗽、氣喘等問題，此時求醫治療多半只能減輕症狀，這樣的情形只是「治標」而已，倘若在夏天時先做預防性治療，積極使用「三伏貼」，並且注意某些特定的飲食生活習慣，就能「根本」地改善其體質，減少冬天發作機率，甚至使諸多小毛病不會再犯。

(1)三伏貼的功效

所謂的「三伏天」，即初伏（從夏至後到第三個庚日）、中伏（從夏至後到第四個庚日）、末伏（立秋後第一個庚日）的總稱在黃曆中可查得到，這幾個日子是一年之中最炎熱、陽氣最旺的時候，也是人體皮膚肌理開滯最徹底的時機，有助於藥物經皮膚來吸收導引。

此時若選用一些辛溫香竄和逐痰利氣的中藥，製成中藥藥膏貼於身體中某些特定的穴位上，以達到溫陽利氣，驅除體內潛伏之風寒痰氣，並加強人體的抗病能力，對於氣喘、過敏性鼻炎、異位性皮膚炎、風濕等療效良好，到了冬天病情自然減輕，或不再發作。

台北市立中醫醫院就曾公佈研究證實，連續三年對氣喘病患實施三伏天穴位敷貼，結果高達九成的氣喘病患幾乎不再冬天發作，證實三伏貼確實有效。

(2)如何使用三伏貼

A.準備：

至中藥房或中醫診所購買白芥子、延胡索、細辛、甘遂、乾薑等濃縮科學中藥粉劑各一罐。

B.調製貼膏：

以白芥子一茶匙、延胡索一茶匙、細辛半茶匙、甘遂半茶匙、乾薑半茶匙加上熱開水，調成濃稠泥膏狀。

C.使用穴位：

以小調羹將藥膏敷約二公分正方形，貼在以下三組穴位約四小時，每年貼三次，連續貼三年，這三組的效果都不錯，可交叉使用。

第一組穴位：定喘穴（後頸與肩膀連接處的第七頸椎，向左或向右旁開半指的地方，左右各一穴）搭配肺俞穴（兩肩胛骨最窄之處的第三胸椎，向左或向右旁開兩指的地方，左

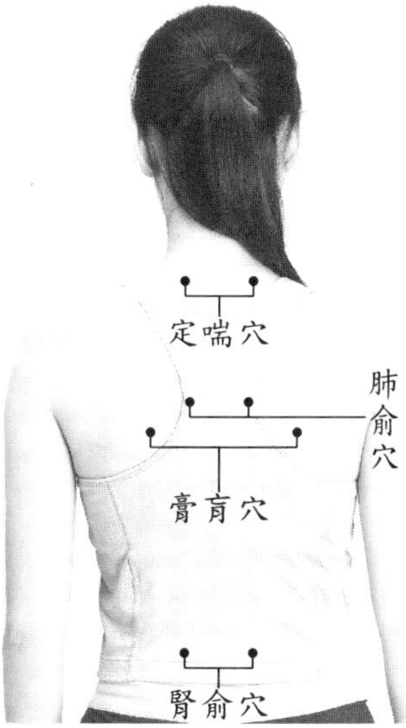

右各一穴）。

第二組穴位：肺俞穴搭配膏肓穴（第四胸椎向左或向右旁開四指的地方，左右各一穴）。

第三組穴位：肺俞穴搭配腎俞穴（在肚臍的正後方的第二腰椎，向左或向右旁開兩指的地方，左右各一穴）。

此外，在夏日可用雙掌多多按摩胸口、上背心、後頸根、左右後腰，可預防秋冬罹患咳嗽、氣喘毛病；多多按摩身體各個關節，以雙掌搓熱搓圓圈方式，可減低秋冬關節疼痛的程度。

結語

「脾為生痰之源」，中國傳統醫學在數千年前，就觀察到痰多產生於「脾胃消化系統」，再流存於「肺」（**呼吸系統**），或竄流於身體各處。《本草經疏》曰：「肺主氣，肺氣鬱結，則上竅閉而下竅不通；胃主納水谷，胃氣鬱滯，則水谷不以時化而為痰癖，蘭草辛平能散結滯，芬芳能除穢惡，則上來諸症自療，大多開胃除惡，清肺消痰，散鬱結之聖藥也。」

「痰多」就容易咳嗽，因此我們必須重新思考，什麼樣的食物會生痰？我的觀察：吃不合你的體質（**血型、基因、新陳代謝模式、習慣等**）的食物，就會變成痰，換句話說，只要是不符合你的消化系統及免疫系統的食物都會化成痰（**外來侵入物、有毒物質、廢棄物等**）。

各位想一想，當你吃了某一類非常營養的食物，例如：牛奶、乳酪、麵包等，隔了幾個小時或隔天，你卻會發覺痰增加特別多，有咳嗽或氣喘的人會咳得更深、更吃力，就是因為這些食物並不一定適合你的身體，消化吸收後，反而造成排斥，化生為痰。所以當你感冒咳嗽時，首先得少吃「麵食與奶製品」，否則會拖得更久。

名中醫張步桃先生亦在其著作《張步桃開藥方》一書之咳嗽篇中亦提到，現代醫學中心的報告也發現，若要迅速治好咳嗽，百分之八十是要從腸胃方向來加以考慮。因此，不管中西醫或家庭護理，要治癒咳嗽，不論在藥物、食物或其他輔助治療方面，一定要先從脾胃大小腸等消化系來著手，來分別清濁、消除痰源，吃對了加上適當的治療，才能徹底使呼吸系統痊癒，否則天天吃不對，天天生痰，日日咳嗽，治起病來永遠事倍功半！

附錄一　預防流感、SARS妙方

近來由於東南亞及歐洲相繼傳出禽流感的疫情，雖然台灣目前尚無疫情傳出，但是已造成部分民眾的恐慌。事實上，中國傳統醫學對各式各樣的傳染病，有非常豐富的抗病經驗，根據歷朝歷代的正史記載，從秦漢以來至清末總計有五百五十幾次的大傳染疾病（《漢書》十七次，《後漢書》十八次，《三國誌》十六次，《晉書》四十次，《宋書》五十次，《南齊書》、《梁書》、《陳書》二十餘次，《唐書》十六次，《宋史》五十餘次，《元史》十二次，《明史》二十三次，其他書籍六十四次，《清史稿》不下三百多地處），包括：流行性感冒、瘧疾、鼠疫、天花、霍亂、白喉、肺結核、痲疹、水痘等的呼吸道、腸胃道及皮膚等的嚴重傳染，每次人民死傷無數，但老祖宗們也不斷累積對付細菌與病毒的經驗，這些經驗都是非常珍貴的對症下藥或針灸處理的「人體試驗」，因此不僅效果快，也較無副作用。

1—流感、SARS與普通感冒徵兆、症狀比較

疾病名稱	流行性感冒（Flu）	普通感冒（Cold）	嚴重急性呼吸道症候群（SARS）
症狀的開始	症狀突然發生且在數小時之內惡化。	症狀逐漸發生，從鼻塞開始。	發燒，且高於38度。
喉嚨痛	偶有明顯的喉嚨痛。	喉嚨沙沙的，較不嚴重。	程度不明的喉嚨痛。
發燒	高溫、體溫高於38度。	較少見到發燒，如果有的話，溫度也只有些微升高。	高溫二天以上，體溫高於38度。
頭痛	通常伴隨嚴重的頭痛。	偶爾會有輕微的頭痛。	程度不明的頭痛。
痠痛	會造成全身性的關節疼痛，會有明顯且持續的疲勞與虛弱。	較輕微或少見。	頭痛、肌肉僵直或痠痛。

咳嗽與噴嚏	症狀開始之後的頭一、二天之內通常會咳嗽，打噴嚏則較不常見。	通常會有打噴嚏與鼻塞。	乾咳
病程	疾病期為一～二週，常有胸腔不適感。	短期間可復原。	最好的治療方式尚未明朗，死亡率約3%。
併發症	嚴重的，如：肺炎、鼻竇炎、支氣管炎及兒童的中耳炎，也可能造成心肌炎與腦炎。	較輕微的。	食慾不佳、神智不清、呼吸困難、皮膚疹或下痢、肺部病變等。
潛伏期	感染病毒的一～三天內發作。		二～七天，最長十天。

流行性感冒、SARS和一般普通感冒在初期的時候，發病症狀相當類似，都會有咳嗽、發燒及喉嚨痛等情況，所以容易令人混淆，也因此在前次SARS大流行，以及近日的禽流感風暴中，都讓人聞「咳嗽」而色變。

其實這三種疾病雖然相當類似，但仍有些許的不一樣，前表為流感、SARS

與普通感冒徵兆、症狀的比較表，能讓讀者一目瞭然地分辨出三者的不同，並做為在咳嗽時的參考依據。

2 如何防治流感及SARS

(1)食療

A.口含紫蘇梅、鹹梅、甘草橄欖，可防病從口鼻侵入

紫蘇是一種蔬菜，也是中醫常用的藥材，《本草備要》記載它能通心利肺、寬中消痰、定喘下氣、祛風散寒、發汗解肌、開胃益脾、利大小腸、解魚蟹毒、和血止痛、安胎。

而烏梅內含有各種酸性物質，如：蘋果酸、枸櫞酸、琥珀酸等，有顯著的抗菌作用，對於大腸桿菌、痢疾桿菌、傷寒桿菌等病菌，均有抑制的作用。因此用紫蘇醃漬的梅子，對於呼吸道及腸胃系統會有良好的保護作用，如果我們必須去公共場所或出國，不妨口含紫蘇梅，再戴上口罩，等於有雙層的防護措施，可減少被感染SARS的機率。

此外，鹹梅、甘草橄欖也有類似效果，鹹梅吃起來較鹹，其中的鹽分可助殺菌化痰，橄欖能止渴生津，清熱毒，去除煩悶，加強腸胃功能，而止瀉消脹氣。

B.常吃些切碎的生蔥、薑、蒜、香菜，可助殺死病毒與細菌

《本草綱目》記載蔥乃肺之菜，能發汗解肌，以通上下陽氣，解毒。薑能祛寒發表，宣肺氣而開痰，解鬱調中，暢胃口，助消化。大蒜能開胃健脾，通五臟，達七竅，去寒濕，解暑氣，避瘟疫。芫荽（香菜）內通心脾，外達四肢，可避一切「不正之氣」。由此觀之，蔥薑蒜不僅含有辣素可助殺死細菌與病毒，皆能通口鼻眼耳諸竅，活潑與暢通呼吸道的功能，惟此三者秉性皆熱，若已有發燒或喉痛等熱象就不宜多吃。

C.常吃白木耳蓮子湯、燒仙草、水梨、蓮藕，可增強呼吸道的抗病能力

白木耳能作用於肺、大腸、脾、胃及腎經，可修護氣管及肺泡組織，營養功同燕窩，可謂價廉物美。蓮子能益十二經脈血氣，強精氣，厚腸胃，除寒熱。燒仙草可滋潤喉嚨、氣管，熱咳無痰、喉乾者頗適合。目前市面上有賣即溶的燒仙草粉，沖熱開水喝即可，非常方便。水梨能化痰止咳、退熱、助消化。生蓮藕能涼血、止血、退熱，熟蓮藕性甘溫，能去瘀生新、補養五臟、止咳。

(2)中藥處方（宜請教中醫師）

A.麻杏甘石湯：

麻杏甘石湯出於《傷寒論》，其組成為麻黃、杏仁、炙甘草、石膏；主治熱邪壅肺、發熱汗出、咳嗽、氣喘甚則鼻翼煽動、口渴喜飲。本方從漢朝以來，即常用於高燒、咳嗽、喉痛等類似SARS的肺炎症狀，中醫界諸多前輩運用此方不僅用於肺炎，對於急慢性支氣管炎、哮喘、百日咳等上呼道感染都有良好的退燒止咳效果。個人跟隨名國醫張步桃老師學習，親眼見他每每以此方為主方，再加減幾味單位藥，就能迅速治癒肺炎、高燒、咳嗽、喉痛、氣喘、打鼾等症狀，實在非常神奇，我個人衷心建議中西醫界多多研究合併麻杏甘石湯的應用。

B.生脈飲：

參鬚三錢、麥門冬三錢、五味子半錢，熱開水沖服，可強化心肺功能。組成生脈散的五味子、麥門冬、人參等三味藥，都有滋補強壯心肺功能。人參能強心、增氧，對於心臟衰弱及機能衰退都有幫助；五味子、麥門冬能生津止渴，對於汗出過多、氣短、口渴、虛咳都有改善作用。以上份量用熱開水沖開，悶個幾分鐘就可喝。惟胸悶痰多，惡寒發燒無汗，舌黃膩者忌之。

C.麥門冬湯：

麥門冬五錢、粳米二錢半、半夏二錢半、大棗二錢、人參一錢、甘草一錢，以水煎服，可防治熱咳、喉痛與發燒。麥門冬湯主治火逆上氣、咽喉不利、肺腎陰虛、筋骨軟弱無力、形體瘦弱、咳嗽喘逆、潮熱盜汗及消渴等病。現在臨床上廣泛應用於咽喉炎、扁桃腺炎、支氣管炎、血糖太高、肺結核、哮喘、糖尿病、乾咳無痰或咳血等病。一般人可常用來補中氣，生津液，預防喉痛聲啞，對於常需講話的人非常適用，但要注意的是如果怕冷、冷咳、痰稀白有泡，或虛寒症者就不適合。

(3) 穴位敲打按摩（加強呼吸、腸胃系統，恢復免疫力）

A.中府穴（胸部左右上角）

中府穴為肺經經絡第一個穴位，主治咳嗽、氣喘、胸脹、胸痛、肩背痛，敲打此處可引起呼吸道的共振，使得喉嚨發癢，自動咳嗽，對於剛去過污染或公共場所後，馬上敲打可清除呼吸道的髒空氣，不致累積細菌病毒至發病數量，不僅簡單且立即生效。

B.尺澤穴（手肘內側橫紋外三分之一肱二頭肌腱橈側處）

尺澤穴為肺經的主穴之一，主治咳嗽、咳血、發燒、氣喘、咽喉腫痛、胸脹、肘臂痛、乳房腫塊等，常敲打此處可強壯肺部，止咳化痰。

C.膻中穴（胸口）

膻中穴在身體前正中線上，兩乳頭連線的中點，第四肋間隙處，主治胸悶、胸痛、氣喘、呃逆、心悸等，常以手掌上下搓揉此處，可使「氣聚膻中」，增加元氣，加強心肺功能。

D.梁丘穴（膝上外側三指處）

梁丘穴在髕骨外上緣往上三指寬處，主治胃痛、膝脛痛、乳房腫塊，常敲打此處可快速疏解胃腸的緊張、痙攣、發炎、脹氣等急性症狀。

E.足三里穴（膝蓋外凹往下四指處）

足三里穴其位置在膝蓋外凹往下四指寬處，小腿脛骨前面的肌肉中，即膝蓋外凹到外踝尖連線的十六之三處，可說是人體三百六十一個穴道中最重要且應用廣泛的穴位，古云：「三里常不乾，可享遐齡。」意思是說，若天天針灸足三里穴，就算穴位的皮膚過度刺激成潰瘍傷口，你還是可以健康地活到百歲。這是因為足三里穴所能治療的範圍很多，如：消化不良、胃痛、腹瀉、腹脹、痢疾、嘔吐、打呃逆氣、痞積、腸鳴、腸炎、闌尾炎、膝腿痠痛、足冷、腳氣、水腫、咳嗽、氣喘、體質瘦弱、容易疲勞、沒有精力、失眠、中風、癱瘓、癲癇、發狂等症狀。

(4) 艾草防治法

在前次SARS爆發大規模疫情時，越南政府之所以能迅速阻止疫情的擴散，一方面是由於早期的有效隔離傳染源，另一方面據說是因為越南人經常焚燒「艾草」來對付SARS（越南政府非常注重中醫的針灸醫術，他們以針灸麻醉與戒毒的技術聞名於歐美國家）。這是很有道理的，試想幾千年來在端午節時我們為何要在門上掛艾葉，那是古人用來預防傳染疾病的經驗方，因為艾葉有疏通全身十二條經絡、逐寒除濕、溫暖身體、開鬱化悶的作用。如果將艾葉乾焚燒，在每個房間繞數一下，不僅可用來避邪，艾草中有效的化學成分也會有預防的作用。國內清華大學亦曾做過研究，有煙的艾灸較有效。因此，民眾可到中藥房或中醫器材店購買艾條、艾粒或大包艾絨來焚燒預防，您可點燃後每個房間繞三至五分鐘，早晚各一次，就可達到避邪驅病的效果。

(5) 改善週遭環境——老祖宗的風水經驗

A.**陽光**：陽光能殺死病毒與細菌、除濕化霉、增強抗病能力。在晴朗的日子，儘量打開窗戶，讓陽光射進屋內片刻。

B.**空氣**：每個房間的空氣要清新通暢，尤其廁所與廚房絕對不要濕漉漉地，只要一潮濕，細菌與病毒就繁殖特別快。可以在室內焚燒艾草、檀香，或是在陽台種植七里香、九層塔、薄荷等可幫助淨化空氣，預防傳染病。

C.**水**：室內外的水流，不論飲水或用水都要順暢、乾淨。

3 自製防疫口罩

在前次SARS風暴時，由於醫療單位使用頻繁及部份民眾恐慌，使得口罩曾一度短缺，尤其是醫療用的N95口罩根本一罩難求，但即使專家或醫護人員都無法保證戴上N95口罩，能夠不被病毒侵襲，更何況是只用一般普通口罩的民眾呢？因此，在此提供幾種個人經驗可加強口罩防衛病毒的法子。

(1) **香菜口罩**：在兩個普通口罩之間，夾一些香菜，因為《本草備要》謂芫荽（香菜）內通心脾，外達四肢，可避一切「不正之氣」。本法的口罩大約可戴一天，若香菜枯了，口罩髒了，需更換洗淨。

(2) **艾絨口罩**：在兩個普通口罩之間，夾一些艾絨，因為艾葉可疏通全身十二條經絡、逐寒除濕、溫暖身體、開鬱化悶，具有防止傳染疾病的作用。本法的口罩大約可戴三至七天。艾絨可在中藥房或中醫器材店購買。

(3) **大蒜口罩**：在兩個普通口罩之間，夾一小茶匙切碎的生大蒜，《本草備要》謂大蒜能開胃健脾，通五臟，達七竅，去寒濕，解暑氣，避瘟疫。本法味道較衝，適合不怕大蒜味道者。本法的口罩大約可戴一天，髒了就洗。

(4) **精風油口罩**：在口罩上抹一小滴圓正德精風油，或白花油、萬金油、紅

附錄二　刺激穴位，減輕傳染疫病

根據正史記載，歷朝歷代都有可怕且致命的傳染疾病，每一次都死傷不計其數，因此古代的中醫師也累積下來諸多寶貴的經驗，當物資缺乏之際，怎樣利用簡便有效的穴道來防治傳染疫病，於是他們將這些救急的穴道，編成「針灸歌訣」，便於傳給後人，可以隨時隨地來應用。

在宋代楊氏所作《玉龍歌》中曰：「時行瘧疾最難禁，穴法由來未審明，若把**後谿穴**尋得，多加艾火即時輕。」在高武的《針灸聚英》一書中，總輯〈玉龍賦〉提到：「心悸虛煩刺**三里**，時疫痎瘧尋**後谿**」；在《肘後歌》中曰：「瘧疾三日得一發，先寒後熱無他語，寒多熱少取**復溜**，熱多寒少用**間使**。」在《百症賦》中曰：「歲熱時行，**陶道**復求**肺俞**理。」在宋代《席弘賦》中曰：「**風府風池**尋得到，傷寒百病一時消。」在《醫宗金鑑主病要穴歌》中曰：「**大杼**主刺身發熱，兼刺瘧疾咳嗽痰；**少府**主治久痎瘧，肘腋拘急痛引胸；**陽谿**主治諸熱證，癮疹痂疥亦當鍼；**後谿**能治諸瘧疾，能令癲癇漸漸輕。」（黑字體部份均為穴名）

因此，我們可用艾灸或按摩指壓這些穴位，不管是在醫院裡治療中，或在家裡休養隔離中，都可用來預防或減輕各式各樣的傳染疾病。每個穴道可按摩或指壓五分鐘，每天一至三次，按摩前後各喝一杯溫開水，以利代謝。

(1) **後谿穴：**

位置：微握拳，在手掌感情線尾端的黑白肉際（手刀中點旁）。

主治：根據中國針灸學，可治熱病、咽喉腫痛、盜汗、頭項強痛、耳鳴、耳聾、癲狂、瘧疾、閃腰、手指攣急或麻木、肩臂疼痛。

(2) **復溜穴：**

位置：在小腿內側邊緣，由內踝高點與跟腱之間的凹陷往上三指寬處。

主治：根據中國針灸學，可治熱病汗不出、自汗、盜汗、水腫、腹脹、泄瀉、腸鳴、足痿。

(3) **間使穴：**

位置：在手臂內側中央，由腕橫紋中點往上四指寬處。

主治：根據中國針灸學，可治熱病、煩躁、瘧疾、心痛、心悸、胃痛、癲症、嘔吐、腋腫、肘臂攣痛。

(4) 陶道穴：

位置：在頸根下方，第一胸椎棘突下。

主治：根據中國針灸學，可治熱病、頭痛、瘧疾、脊強。

(5) 肺俞穴：

位置：在上背，第三胸椎棘突下，再向左或向右旁開二指寬處。

主治：根據中國針灸學，可治熱病、咳嗽、氣喘、胸痛、吐血、盜汗。

(6) 風府穴：

位置：在後腦中線，由後髮際中點往上一指寬處。

主治：根據中國針灸學，可治咽喉腫痛、頭痛、項強、目眩、鼻血、中風不語、半身不遂、癲狂。

(7) 風池穴：

位置：在後腦兩側大凹處。

主治：根據中國針灸學，可治熱病、感冒、頭痛、眩暈、失眠、頸項強痛、目視不明、目赤痛、耳鳴、抽搐、癇症、小兒驚風、鼻塞、鼻炎。

(8) 大杼穴：

位置：在頸根下方，第一胸椎棘突下向左或向右旁開二指寬處。

主治：根據中國針灸學，可治熱病、頭痛、咳嗽、項背痛、肩胛痠痛、頸項強直。

(9) 少府穴：

位置：在手掌，當小指彎曲碰到手掌處。

主治：根據中國針灸學，可治熱病、心悸、胸痛、小指攣痛、掌中熱、遺尿、小便不利、陰癢。

(10) 陽谿穴：

位置：在手腕外側，當拇指向上翹起時，拇指下方的手腕出現凹陷處。

主治：根據中國針灸學，可治咽喉腫痛、頭痛、目赤腫痛、齒痛、手腕痛。

附錄三　發燒急救法

最近由於禽流感的肆虐，讓每個人一聽到發燒或咳嗽就膽顫心驚，可是許多疾病或傷口發炎都會造成發燒，發燒與咳嗽都是人體與疾病作戰的一個過程，假如只有輕微的發燒症狀，如：疲累、身體稍微痠痛、流鼻水、一點咳嗽，且溫度並未過高，就沒必要跑急診，只要用對方法，體內的免疫系統就會戰勝病魔而逐漸痊癒。

一般而言，人們總是擔心發燒時會燒壞大腦，但無論燒多高，頭腦是不會因此輕易燒壞的，除非腦部受到嚴重感染與破壞，這種機率是很少的。老祖宗的中醫學裡有個簡單方法，不必經過層層驗血驗尿等等手續，就可判斷是否腦部受到影響而急遽發炎（如腦膜炎、腦炎），那就是如果患者出現「神昏（昏迷）、譫語（胡言亂語）、舌卷（舌頭倒捲）、囊縮（男性陰囊往上縮）」等現象時，表示高燒已達危險狀況，就得緊急就醫。

當然，不論溫度低或高，倘使發燒時，若同時出現呼吸喘急、痰鳴（可能引發肺炎或哮喘），或身體痙攣，或心跳過快或過慢，或腹瀉，或嘔吐等情況，當然也得馬上就醫。此外若是連續一、二個星期都有低燒，表示你的器官與免疫功能有某種問題，亦是要趕緊看醫生。

事實上，二千多年前以來，中醫在處理發燒就已有豐富的經驗，像漢朝名醫張仲景的巨著《傷寒論》中就有諸多條文明白指示來應付不同情形的發燒，當然歷代名醫也有諸多有效方法，因此在這兒提供一些老祖宗的經驗，俾使大家抵抗新型流感的入侵。

1 食療退熱

(1)**蘋果汁：**蘋果，味甘，性涼，能清熱化痰、補氣開心、潤肺通腸或止瀉。

(2)**荸薺湯：**荸薺，味甘，性寒，能清熱化痰，除胸中實熱，消宿食，化積塊。

(3)**百合湯：**百合，味甘，性平，能潤肺寧心，清熱，止嗽，益氣調中，止涕淚，利大小便。至菜市場購買新鮮百合，加水煮湯，再加些冰糖。

(4)**苦瓜湯：**一條苦瓜，切成薄片煮湯，稍放點鹽。苦瓜能清熱退火。

(5)**桑葉茶：**桑葉，味苦甘，性寒，能疏風清熱，清肝明目。至青草店或中藥店，買新鮮桑葉，或乾的桑葉，每次用手抓一大把，加水一鍋，煮到顏色來變深，當茶喝。

(6) **甘蔗汁**：甘蔗，味甘，性寒，能除熱潤燥，止渴消痰，和中助脾，利大小便。

(7) **蜂蜜水**：發燒時體內燥熱、營養流失且毒素增加，蜂蜜，味甘，性平，能潤燥、滋養、解毒。

(8) **水梨汁**：味甘微酸，性寒，能潤肺涼心，消痰降火，止渴，利大小腸。

(9) **蓮藕汁**：藕節，味澀，性平，能解熱毒，消瘀血，用三節蓮藕，洗淨切片，加水，煮滾，加適量白開水打成果汁，去渣，加些冰糖即可。

(10) **地骨露**（**中藥房可買到**）：可清熱退燒、滋潤體液

2 刮痧退熱

在後頸部或背部，塗些滑潤油，以湯匙或刮痧板，由上往下刮（**不可來回刮**），直到皮膚瘀紅出現。一天當中可刮二三次來退燒，刮前喝一杯溫開水。但是刮痧屬於「瀉法」，若患者出現暈眩、想吐、心悸或氣虛等任何一種現象，就不可使用刮痧法，恐有危險。

3 醋擦身法

用一臉盆溫水，加入三大匙白醋，再以毛巾津潤，來擦發燒者的身體。因為醋性酸，能散瘀解毒、散水氣，每日早中晚各一次，擦後喝些水，以利代謝。

4 涼精油退熱法

可用清涼的精油（精風油、萬金油、白花油、綠油精等）來迅速疏解發燒的程度，如：塗抹些在後頸根（後頸與肩膀交接處，即大椎穴），左右手肘外側橫紋至外肘尖之中點（曲池穴）及腳大拇指的上覆面（喉嚨、上呼吸道反射區），抹後喝一杯溫開水。發燒時，身體過多的體溫與熱氣，都會竄升至頭部，而這些穴位都有解熱退燒作用。同樣地，清涼油類也有降溫、消炎及疏散作用，兩者搭配使用熱就散得比較快。注意：心肺功能弱者，不可抹太多涼精油，會導致發冷顫抖且呼吸困難。

5 — 敲打經絡退熱法

以手握空拳，由肩膀內側下緣，順著手臂內側中線往下敲往掌心，不可來回敲，此乃心包經絡路線，可調整心、胸、胃、腦等系統。然後，再用拳頭下緣肌肉，由腳內踝上緣，順著小腿中線、大腿中線往上敲至鼠蹊部，此舉可共振肝脾腎三條經絡，活潑其功能。

此法最主要的根據是敲打共振會使體內循環馬上變好，使得殺手細胞、球蛋白等免疫防禦機制，能迅速到達細菌與病毒的所在，而加以破壞，燒就會退了。每日宜敲打三次，左右手各敲五至十分鐘，敲後多喝些白開水。

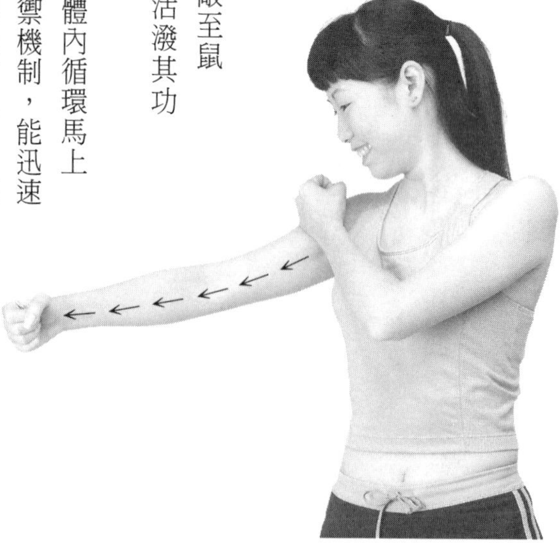

6 穴位放血退燒法

若是看了醫師吃了藥，仍然高燒不退，或發燒止而復來，可在耳尖（耳尖穴）、耳垂（扁桃腺反應區）、大拇指指甲內側緣（少商穴）、中指尖（中衝穴）等處，以採血片（西藥房有售）淺刺皮膚，每處擠三滴血出來，身體的內熱就會從這些「體溫出口」釋放出來，不再繼續發燒。記得，放血前需將欲放血處按摩一下，以利血液流出來。

7 科學中藥退燒法

(1) 高燒、咳嗽、口渴喜飲、脈搏快且滑，「麻杏甘石湯」主之。

(2) 口苦、咽乾、往來寒熱（一下子發燒，

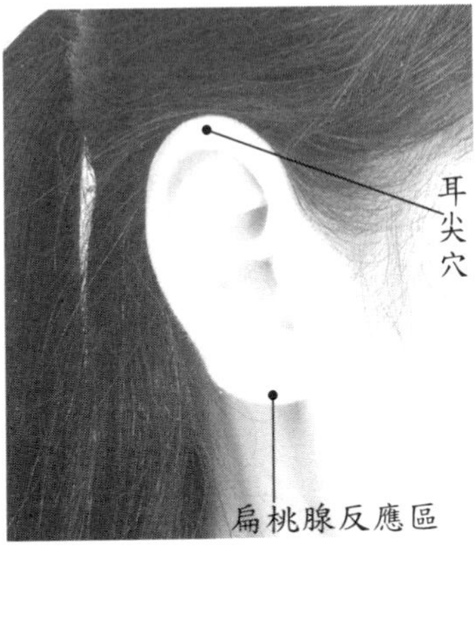

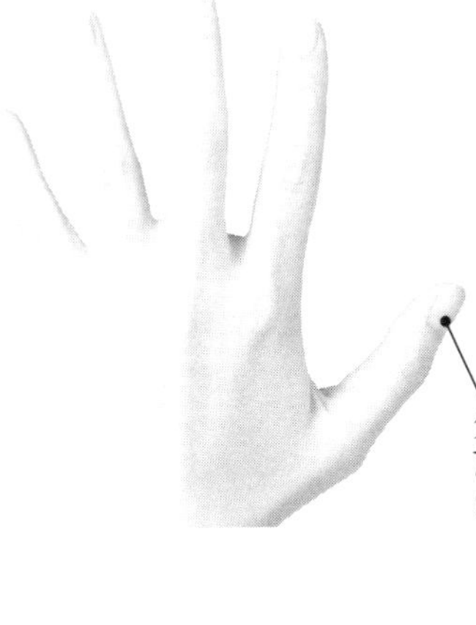

一下子發冷），脅痛，欲嘔，「小柴胡湯」主之。

(3) 發燒、乾咳無痰，或咳有血絲，「麥門冬湯」主之。

(4) 低燒不退多日，無明顯症狀，或左右體溫差異大，「柴胡桂枝湯」主之。

(5) 發燒六七日，不解而煩，有表裡證，渴欲飲水，水入則吐者，「五苓散」主之。

(6) 高燒、大渴、汗多、怕熱、脈搏洪大，「白虎湯」主之。

(7) 高燒、大渴、汗多、怕熱、脈搏大而無力，「白虎加參湯」主之。

(8) 外感風寒，頭痛發熱，汗出惡風，鼻鳴乾嘔，舌苔白不渴，脈浮緩或浮弱者，「桂枝湯」主之。

(9) 頭痛發熱，身疼腰痛，骨節疼痛，惡風無汗而喘者，「麻黃湯」主之

上述處方使用科學中藥濃縮粉劑較為方便，成人每次約四至六公克，一日三至五次，溫水服下。十二歲以下減半份量。使用前宜請教中醫師。

總而言之，若是發燒不退，除了就醫外，千萬不要亂給病人吃退燒藥、寒涼草藥，以免造成危險，或併發像手腳痲痺、體溫過低、吃不下東西、雷氏症候群等症狀出現。此外，記得多幫患者所有關節周圍，即以雙掌搓熱，繞關節做圓圈

式的按摩，每個關節至少三分鐘，亦有頗佳的效果。

8 《傷寒論》中有關發燒之經文參考

＊第5條：病人內臟無他病，有時發燒，有時不熱，有時汗出，有時不汗出，其表病流連而不癒，此乃衛氣不和，當於未熱未汗之時，用「桂枝湯」來解肌發汗，則燒退汗斂，而病自癒矣。

桂枝湯組成為桂枝三錢、芍藥三錢、炙甘草三錢、生薑三錢、紅棗三枚，以七碗水煮成三碗，每服一碗，服後再喝些熱稀粥助藥力，再蓋被子，使患者微微出汗，熱隨汗出，病就好了。

＊第23條：傷風發燒，六七日，不解而煩，有表裡證，渴欲飲水，水入則吐者，名曰水逆，「五苓散」主之。

五苓散組成為豬苓十八銖、茯苓十八銖、澤瀉三十銖、白朮十八銖、桂枝十二銖，以上五味研末，每次服一匙，日三服，多飲溫開水，汗出即癒。

＊第42條：傷風後，重發汗而復下之，不大便五六日，舌上燥而渴，日晡所小有潮熱（**下午會有一陣一陣的發燒**）。從心下至少腹，硬滿而痛，不可近者，「大陷胸湯」主之。

大陷胸湯組成為大黃、芒硝、甘遂。

＊第55條：頭痛發熱，身疼腰痛，骨節疼痛，惡風無汗而喘者，「麻黃湯」主之。

麻黃湯組成為麻黃（去節）三錢、桂枝二錢、炙甘草一錢、杏仁二錢，以水九碗先煮麻黃，等減一碗，去掉浮沫，再加其他藥，煮剩二碗半，去渣，分三次溫服，再蓋被子出微汗。

＊第66條：傷寒（傷風受寒），若汗若吐若下後七八日，不解（還沒好），熱結在裡，表裡俱熱（發燒），時時出汗惡風，大渴，舌上乾燥而煩，欲飲水數升，「白虎加人參湯」主之。

＊第103條：太陽中風（傷風感冒），脈浮緊，發熱惡寒，身疼痛，不出汗而煩躁者，「大青龍湯」主之。若脈微弱，汗出惡風者，不可服，服之則厥逆筋惕肉目瞤（昏迷肌肉抽動），此為逆也。

大青龍湯組成為麻黃（去節）三錢、桂枝二錢、炙甘草二錢、杏仁二錢、生薑三錢、大棗三枚、石膏（量如雞蛋大，搗碎，綿布裹住），以上七味，以水九碗先煮麻黃，等減了二碗量，去掉浮沫，加其他諸藥，煮取三碗，每次一碗溫服，取微出汗，若汗出太多，以粉撲之。若一服汗出，就可停服。若復服，汗多會亡陽，遂成虛而惡風，煩躁不得眠。

＊第106條：太陽病發汗（受寒後使用汗法），汗出不解，其人仍發熱（持續發燒），心下悸，頭眩身目瞤動（眩暈肌肉抽動），振振欲擗地者（陽氣虛而站不住），「真武湯」主之。

＊第109條：太陽病（傷風感冒），得之八九日，如瘧狀發熱惡寒（有如瘧疾之發燒怕冷），熱多寒少，其人不嘔，清便欲自可（小便清白正常），一日二三度發，脈微緩者，為欲癒也。若脈微而惡寒者，此陰陽俱虛，不可更發汗更下更吐也（不可再用發汗、瀉法或吐法），面色反有熱色者（臉赤），未欲解也（尚不能自癒）。以其不能得小汗出，身必癢，宜「桂枝麻黃各半湯」。

桂枝麻黃各半湯組成為桂枝二錢、芍藥一錢、生薑一錢、炙甘草一錢、麻黃（去節）一錢、紅棗四枚、杏仁一錢。

參考資料

＊張仲景著《金匱要略》〈肺痿癰咳嗽上氣病脈並治篇〉第6、8、9、10、12、14、15條，〈胸痺心痛短氣病脈證並治篇〉第3、4、5、6條，〈驚悸吐衄下血胸滿瘀血病脈證並治篇〉第7、9條，〈痰飲咳嗽病脈證並治篇〉第7、8、23、26、27、31條，〈水氣病脈證並治篇〉第20、22條，〈黃疸病脈證並治篇〉第9條，〈嘔吐噦下利病脈證並治篇〉第15條，〈婦人產後病脈證並治篇〉第8條，〈婦人雜病脈證並治篇〉第2條。

＊吳鞠通著《溫病條辨》〈上焦篇〉第6、26、28、29、52、56、58條，〈中焦篇〉第67條，〈下焦篇〉第31、35、41、70、78條。

＊孟景春、王新華主編《黃帝內經素問譯釋》，上海科學技術出版社，一九八七年。第1、36、37、38、57、66、72、73、104、108、146、147、148、149、150、151、154、155、157、172、173、233、328、355頁。

＊《傷科大成》第九十一節〈喘咳〉。

＊匡學海、桑樹榮主編《簡明中藥藥名辭典》，黑龍江科學技術出版社，一九八七年。第24、29、37、86、104、122、123、125、134、188、194、209、247、256、266、284、292、321、329、335、369、370、375頁。

＊清、汪昂（汪訒庵）著《增補本草備要》，雷鼓出版社，一九九九年。〈卷三〉第40、42、43、48、49、50、57、58、60、61、62條。〈卷四〉第1、4、13、22、25、27、31、33、35、43、45、50、53、54、60條。

＊清、汪昂（汪訒庵）著《湯頭歌訣》，世一書局，一九八七年。第85、86、87、88、89、90、92、93頁。

＊許世昌著《新編解剖學》，永大書局，一九九九年。第258、259、260頁。

＊程莘農主編《中國針灸學》，台灣淑馨出版社，一九八九年。第141、142、144、145、146、149、153、170、171、172、189、191、204、206、209、216、226、238、240、259、270、283、284、285、287、295、299、301頁。

＊蕭培根主編《中國本草圖錄》，商務印書館（香港）有限公司及人民衛生出版社，一九八八年。〈卷一〉第19、24、256條；〈卷二〉第20、255條。

國家圖書館出版品預行編目資料

咳喘中醫大全／吳建勳 著．——第一版．
——台北市：文經社，2006〔民95〕
面；　　公分．——（現代中醫系列；30003）
ISBN 957-663-461-X（精裝）
1.呼吸系—疾病　2.方劑學（中醫）　3.中醫特別療法
413.39　　　　　　　　　　　　　94025236

文經社

現代中醫系列 30003
咳喘中醫大全

著 作 人—吳建勳
發 行 人—趙元美
社　　長—吳榮斌
家庭文庫主編—梁志君　　執行編輯—謝昭儀
內文編排—普林特斯資訊有限公司
行銷企劃—吳培鈴
出 版 者—文經出版社有限公司
登 記 證—新聞局局版台業字第2424號
＜總社・編輯部＞：
地　　址—104 台北市建國北路二段66號11樓之一（文經大樓）
電　　話—（02）2517-6688（代表號）　傳 真—（02）2515-3368
E-mail—cosmax.pub@msa.hinet.net
＜業務部＞：
地　　址—241 台北縣三重市光復路一段61巷27號11樓A（鴻運大樓）
電　　話—（02）2278-3158・2278-2563　傳 真—（02）2278-3168
E-mail—cosmax27@ms76.hinet.net
郵撥帳號—05088806文經出版社有限公司
新加坡總代理—Novum Organum Publishing House Pte Ltd.　TEL:65-6462-6141
馬來西亞總代理—Novum Organum Publishing House (M) Sdn. Bhd.　TEL:603-9179-6333
印 刷 所—普林特斯資訊有限公司
法律顧問—鄭玉燦律師
發 行 日—2006 年 2 月第一版 第 1 刷

定價／新台幣 320 元　　Printed in Taiwan

文經社在「博客來網路書店」設有網頁。網址如下：
http://www.books.com.tw/publisher/001/cosmax.htm
鍵入上述網址可直接進入文經社網頁。

文經社